JN227663

“腰の激痛”“足のしびれ”がみるみる改善

脊柱管狭窄症《せきちゅうかんきょうさくしょう》は自分で治せる！

さかいクリニックグループ代表
酒井慎太郎

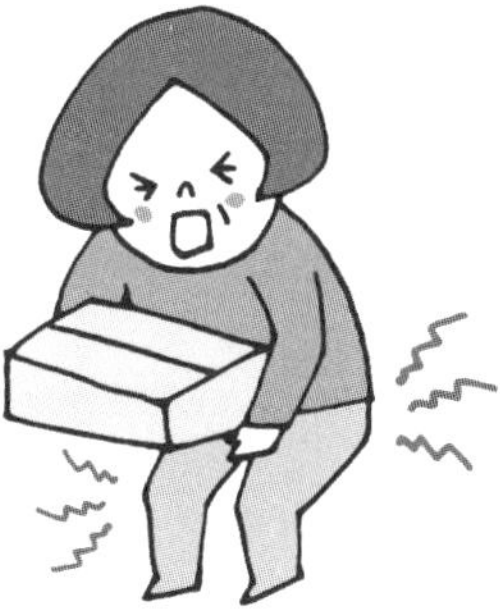

Gakken

はじめに

この本には、日本で発刊されている腰痛関連本ではおそらく初めての内容が、とても詳しく書かれています。

しかも、その最新理論をもとにして、**〝手術しなければ治らない腰痛〟ともいわれてきた脊柱管狭窄症《せきちゅうかんきょうさくしょう》を、自分で治せる方法**をご紹介しています。

脊柱管狭窄症とは、**「脊柱管という背骨（脊柱《せきちゅう》）の内側の管が狭くなり、その中を通っている神経（脊髄《せきずい》）が圧迫されて痛みを引き起こす病気」**です。

私はよく知っています。

脊柱管狭窄症の患者さんたちが、これまでにどれほどの痛みやしびれに悩み、やりたいことをあきらめ、将来への不安まで抱いてきたかということを――。

「こんな痛みと一生付き合っていくしかないのか」
「足がしびれて、大好きな旅行に出かけられなくなった」
「毎日の買い物のときでさえ、歩いていると痛みが増して、どうしようもない」
「手術しか治す方法はないと言われたけれど、ほんとうだろうか」
「意を決して手術をしたのに、全然よくならなかった」

このように感じている人が、皆さんの中にもいらっしゃることでしょう。
しかし、**いまあなたには「足腰の痛みやしびれと決別するチャンスがやって来た」**と考えていただきたいのです。

私は普段、脊柱管狭窄症をはじめとした重い腰痛や、首痛・ひざ痛・肩こりなどを治療する「さかいクリニックグループ」を開業しています。そこではスタッフ総出で、1日に170人以上を治療し、これまでに延べ**100万人を超える患者さんに接してきました。**

もちろん、脊柱管狭窄症を患った方も、何万人と診させていただきました。
その結果、**私の治療院では、脊柱管狭窄症を含めた腰痛に悩む患者さんの99%が完治している**のです。

こうして蓄積してきた経験・実績から、脊柱管狭窄症の解消にほんとうに効果的で、なおかつ誰もが行えるセルフケアとして、画期的なメソッドを考案しました。私は、本書の核心であるその方法こそが、**推定240万人もいるとされている脊柱管狭窄症の患者さんの役に立つ**と信じています。

私は過去に、関節痛に関する本を40冊以上書いてきましたが、1つの疾患にここまでフォーカスしたことはありません。今回は、脊柱管狭窄症の解消はもちろん、予防にも効果を発揮するノウハウを、たっぷり凝縮させています。

また、一般的なパターンで言えば、たいていの人は脊柱管狭窄症になるまでに、ほかの腰痛を経ています。いわゆる腰の筋肉痛や椎間板《ついかんばん》ヘルニア、腰椎分離症《ようついぶんりしょう》などなど……。**脊柱管狭窄症を予防することは、これら他の腰痛を治すということでもある**ので、さまざまな腰痛の問題解決にも活用できます。

腰痛から目をそむけていると、症状は悪化の一途をたどってしまいます。そのため、**できるだけ早く、腰のケアに取り組んでいただきたい**と思います。あなたを悩ませる痛みやしびれにしっかりと向き合い、本書にあるセルフケアを〝武器〟として、ぜひ立ち向かってください。

もう一度、声を大にして言いましょう。

脊柱管狭窄症をはじめとした腰の痛みは、あなた自身の力ですっきり完治させられます。手術を受ける必要もなくなります。また、再発も防ぐことができます。

人それぞれに適切な治療やセルフケアを行い、きちんとした生活習慣を身につけさえすれば、長年の苦しみから自らを解放することができます。

そして、それはそんなに難しいことではないのです。

年齢は関係ありません。たとえ**年齢を重ねていても、腰の老化を食い止め、痛みやしびれと決別することはじゅうぶん可能**です。そんな患者さんを数多く見てきました。あなたが「もう治らない」とあきらめることなくセルフケアを続ければ、腰痛は必ず治るのです。

これから先の10年、20年を充実させ、いつまでもイキイキとした人生を送るためにも、いまここから新たなスタートを切りましょう。

2016年2月

さかいクリニックグループ代表　酒井慎太郎

もくじ

第2章

脊柱管狭窄症を自分で治す！ 新常識

第3章

なぜ、簡単ストレッチで痛みが消えるのか

第4章 脊柱管狭窄症を見事克服した患者さんの実例集

第5章
腰痛知らずで一生過ごすための日常生活の知恵

第6章 脊柱管狭窄症が治れば、人生が変わる！

第7章 正しく知って、痛みを撃退！ 腰痛対策Q＆A

第1章

あなたの痛みのタイプがすぐわかる「腰痛セルフチェック」

自分の「腰痛」を知ることが、完治への第一歩

「腰痛」と一口に言っても、その症状は人によってさまざまです。

例えば、背中に近い部分が痛む人もいれば、もっと下のお尻のあたりが痛むという人もいます。また、背骨をはさんで両側が痛むのか、左右のどちらか一方だけが痛むのかという違いもあります。

痛みが起こるタイミングも人それぞれで、常に痛みがある人もいれば、ずっと座っていたり、長時間歩いたりと、特定の動作をしたときにだけ痛みがある人、天候に左右される人もいるでしょう。

これはつまり、**本気で腰痛を治したいと思うなら、まず第一に自分の腰痛の状態をしっかり知ることから始めるべき**だということ。自分の腰痛の状態を知って初めて、最適な治療法を選ぶことができるのです。

腰痛のほんとうの状態は、病名だけでは決してわかりません。そのため、病院で「脊柱管狭窄症」と診断されても、〝脊柱管狭窄症の治療〞を受けさえすればいいわけではありません。もちろん、自己診断で「私は脊柱管狭窄症」と思い込んでいる人も同様です。

第2章以降で詳しく解説しますが、「ほんとうに100％の脊柱管狭窄症」という人はごくわずかで、実際は椎間板ヘルニアなど他の腰痛も抱えているケースがほとんど。だからこそ、**自分の腰にはどのような腰痛が潜んでいるのか、腰痛の状態をしっかり見極める必要がある**わけです。

そのためにはやはり、いま感じている症状をできるだけ細かく確認し、今後のセルフケアに役立てられるよう、腰痛のタイプ別に分類する必要があります。

今回、それをチェック形式で簡単に行えるテストを用意しました。次ページの腰痛セルフチェックで、ご自分に当てはまるものにチェックを入れてください。

腰痛セルフチェック

腰痛タイプⒶ

- □ 洗面台で顔を洗うなど、前かがみの姿勢でいると腰が痛い
- □ 座っていた後や前かがみの姿勢をとった後、立つと腰が痛くなる
- □ くしゃみやせきをするとき、トイレで踏ん張るときなど、腰に響く
- □ 30分以上座っているときや、車を運転しているとき、腰の痛みで落ち着かない
- □ 起床時、体を起こして立ち上がるまでに、時間がかかる
- □ 畳やフローリングの上では、腰が痛くて仰向けに寝そべることができない
- □ 脚やお尻に、しびれが常にある
- □ 仕事で、デスクワークや車の運転をする機会が多い。または、前かがみの姿勢をとることが多いサービス業・肉体労働に従事している
- □ ここ数年、急性腰痛（ぎっくり腰）を年に1回以上繰り返している
- □ どちらかというと、歩いているときよりも、同じ姿勢でいるときのほうがつらく感じる

☑ ＿＿＿個

自分で治すための

腰痛タイプB

- □ しばらく歩くと腰や脚が重くなり、歩けなくなる。しかし、前かがみになったり、イスに座ったりすると楽になり、再び歩ける
- □ 脚のだるさやしびれなどがあり、姿勢によって症状が変化する
- □ 若いときにも腰痛があったが、現在の腰の痛みはなにかが違うと感じる
- □ 歩行時、足の裏にしびれや、〝玉砂利〟の上を歩いているような違和感がある
- □ 以前、腰の椎間板ヘルニアと診断されたことがある
- □ 朝よりも夕方のほうが、腰が痛い。また、天気が崩れそうなときや、低気圧の接近時に、痛みが増す
- □ 排尿のコントロールがうまくできず、失禁してしまうことがある
- □ 若いときは、周囲から「姿勢がいい」と言われていて、腰痛など感じなかった
- □ これまでに、姿勢など意識したことがない。意識しても、〝三日坊主〟だった
- □ 腰痛の症状があるとき、基本的にはなにもせず、じっと横になっている

☑ ＿＿＿個

【腰痛セルフチェックの診断結果】

実は、【腰痛タイプⒶ】に挙げたチェック項目は、**「前かがみになったときに痛むタイプ」**の腰痛の人に、よく見られる特徴です。病院などで受けた診断名では、**「筋《きん》・筋膜性腰痛《きんまくせいようつう》」「椎間板症《ついかんばんしょう》」「腰椎椎間板《ようついついかんばん》ヘルニア」**などの人に当てはまる内容が多かったことでしょう。

一方、【腰痛タイプⒷ】のチェック項目は、**「体を後ろに反らすと痛むタイプ」**の腰痛の人に、よく見られる特徴です。こちらは、**「腰椎分離症《ようついぶんりしょう》」や「腰椎《ようつい》すべり症」、「脊柱管狭窄症《せきちゅうかんきょうさくしょう》」**の人に、当てはまる内容が多かったはずです。

そして、あくまでも目安ですが、【腰痛タイプⒶ】と【腰痛タイプⒷ】のそれぞれでチェックがついた数によって、あなたの腰痛がどのようなタイプか診断することができます。

例えば、【腰痛タイプⒶ】のチェック数が8個、【腰痛タイプⒷ】のチェック数が2個の人の腰痛は、前かがみになったときに痛むタイプということです。反対に、

【腰痛タイプⒶ】のチェック数よりも、【腰痛タイプⒷ】のチェック数が多い人の腰痛は、体を後ろに反らすときに痛むタイプというわけです。

ちなみに、関節の老化には、ある程度決まったパターンがあります。

腰で言えば、まず最初に、**前かがみの悪い姿勢などにより、腰周辺の筋肉が緊張して筋・筋膜性腰痛（腰の筋肉痛）**になります。その後、**老化の「第1段階」として腰椎の前側がつぶれ、椎間板症、軽度の椎間板ヘルニア**に突入。さらに放置すると、「第2段階」に当たる重度の椎間板ヘルニアに進行します。こうなると、**腰椎の後ろ側までつぶれて、腰椎分離症・すべり症**になりやすく、ついには**「最終段階」の脊柱管狭窄症**に進行してしまいます。

ですから、【腰痛タイプⒶ】の中で最も症状が重いのが椎間板ヘルニア、【腰痛タイプⒷ】の中で最も症状が重いのが脊柱管狭窄症になるわけですが、こうした老化パターンから見ると、**椎間板ヘルニアは「脊柱管狭窄症予備軍」**とも言えます。

腰痛の原因と症状

腰痛タイプⒶ ……… 前かがみになると痛む

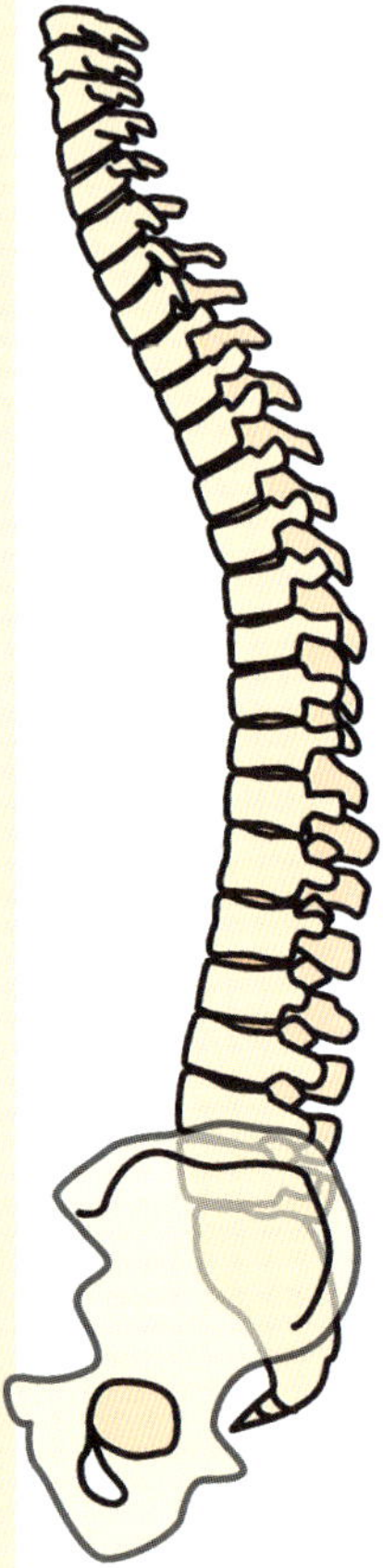

腰痛タイプⒶの腰痛は、一般的には、「腰周辺の筋肉が緊張する筋・筋膜性腰痛（腰の筋肉痛）になる→腰椎の前側がつぶれる→椎間板が不安定になって痛みが生じる椎間板症になる→椎間板から髄核《ずいかく》が外にはみ出て、激しい痛みやしびれを感じる椎間板ヘルニアになる」という流れで進行します。腰痛タイプⒷに移行する前段階に当たるので、いわば「脊柱管狭窄症予備軍」とも言えます。

椎間板ヘルニアの場合

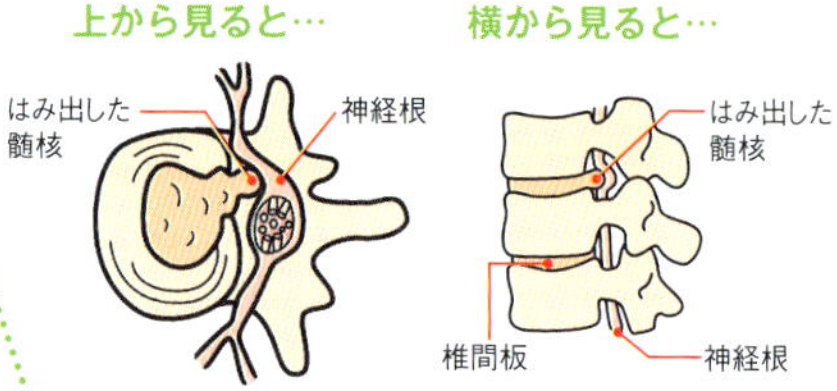

椎間板が押しつぶされることで、
はみ出した髄核が神経を圧迫する

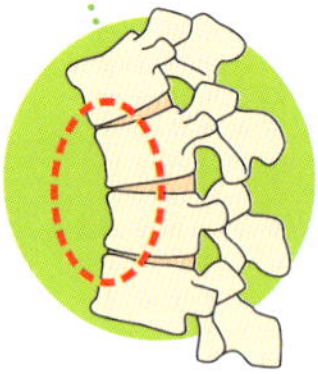

体を前に倒したとき、腰椎に過剰な負荷がかかり、痛みやしびれが生じる

脊柱管狭窄症予備軍タイプ

ひと目でわかる！

腰痛タイプⒷ ……… 後ろに反ると痛む

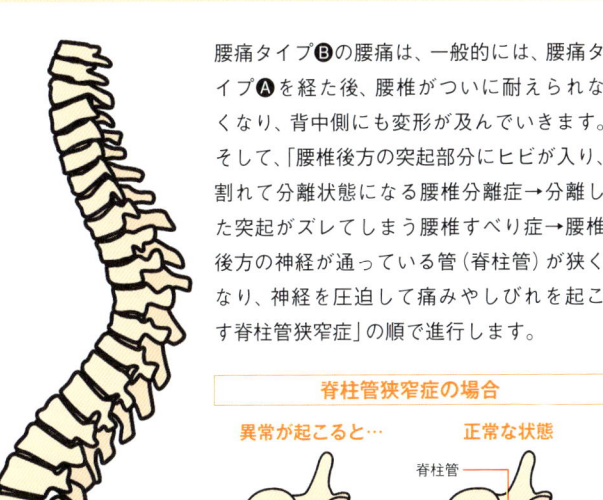

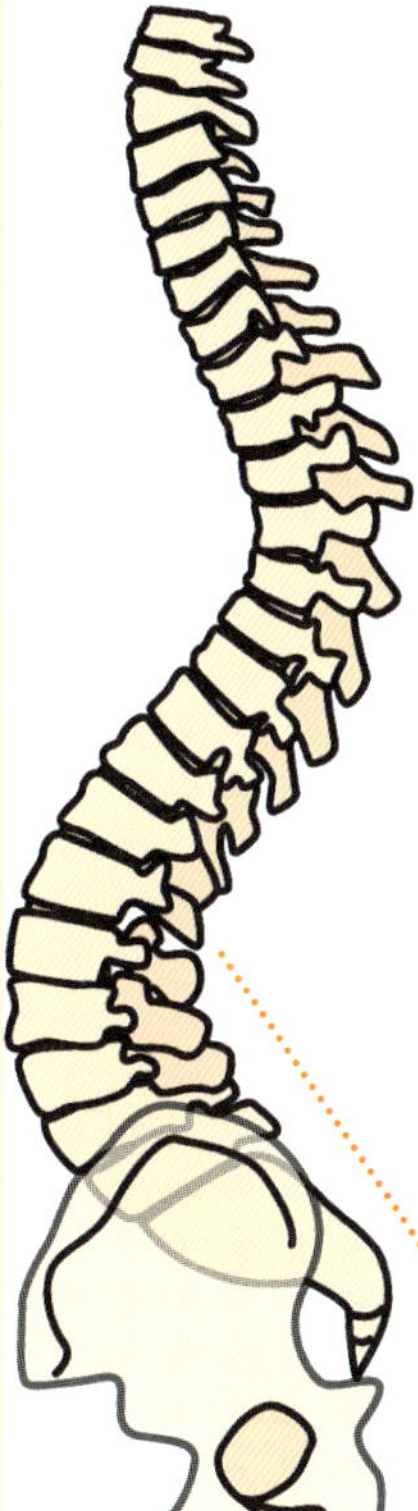

腰痛タイプⒷの腰痛は、一般的には、腰痛タイプⒶを経た後、腰椎がついに耐えられなくなり、背中側にも変形が及んでいきます。そして、「腰椎後方の突起部分にヒビが入り、割れて分離状態になる腰椎分離症→分離した突起がズレてしまう腰椎すべり症→腰椎後方の神経が通っている管（脊柱管）が狭くなり、神経を圧迫して痛みやしびれを起こす脊柱管狭窄症」の順で進行します。

脊柱管狭窄症の場合

異常が起こると…　　正常な状態

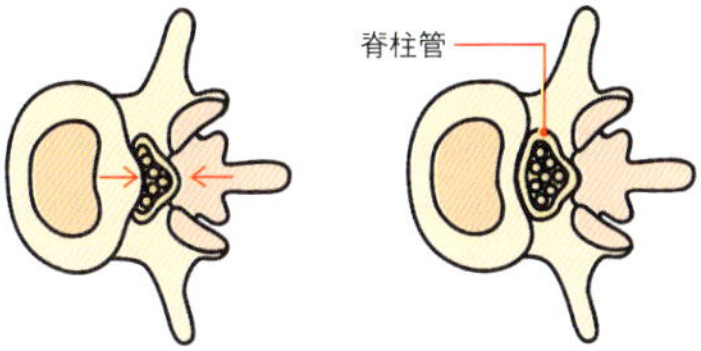

椎間板の変性などによって腰椎の脊柱管が狭くなり、神経が圧迫される

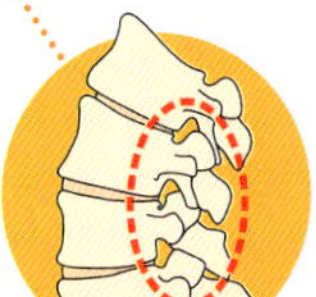

体を後ろに反らせたとき、変形・分離した骨や狭くなった脊柱管の影響で、痛みやしびれが生じる

脊柱管狭窄症タイプ

腰痛タイプに合ったストレッチを選ぼう

28ページからは、こうした腰痛のタイプ別に効果を発揮する「酒井式 腰痛解消ストレッチ」を紹介します。とても適切なセルフケアになるうえ、書籍では初めて公開するものもありますから、ぜひ実践してみてください。

ただし、最大の効果を得るために、1つ覚えていただきたいことがあります。

詳しくは後述しますが、**現代日本人の腰痛は、前述した2つのタイプが混在しています**。つまり、先のテストに当てはめれば、たとえ【腰痛タイプⒶ】でチェックした数が多くても、【腰痛タイプⒷ】の要素もたいていは含まれています。同様に、【腰痛タイプⒷ】のチェック数が多くても、ほぼすべての人に【腰痛タイプⒶ】の要素が含まれているものなのです。

ですから、以降にあるストレッチを行う際は、ⒶⒷのそれぞれの質問でチェックがついた数を、「実践する割合」にしていただきたいと思います。例えば、【腰痛タイプⒶ】のチェック数が8個、【腰痛タイプⒷ】のチェック数が2個の人は、「前かがみになると痛むタイプ（脊柱管狭窄症予備軍タイプ）」のストレッチを8割、「体を後ろに反らすと痛むタイプ（脊柱管狭窄症タイプ）」のストレッチを2割行うといった具合です。

脊柱管狭窄症で言えば、これは主に体を後ろに反らしたときに痛むため、従来のセルフケアでは〝体を丸めるのが基本〟とされてきました。しかし、実情は違います。**体を丸めるだけでなく、症状によって適切な割合を見極め、反対に体を反らす動きも取り入れるほうが、腰の痛みはよくなっていく**のです。

酒井式

腰痛解消ストレッチのルール

これからご紹介するストレッチは、私が治療院で長年行い、腰痛患者さんの99％に効果があった治療法「関節包内矯正《かんせつほうないきょうせい》」をもとに考案したものです。

ストレッチの効果を高める〝秘密兵器〟は、テニスボール。いろいろと試行錯誤した結果、テニスボールの大きさや硬さ、弾力性が、関節のケアには最適なのです。スポーツ用品店はもちろん、最近では１００円ショップなどでも手軽に購入できます。

論より証拠。ぜひ、お試しください。

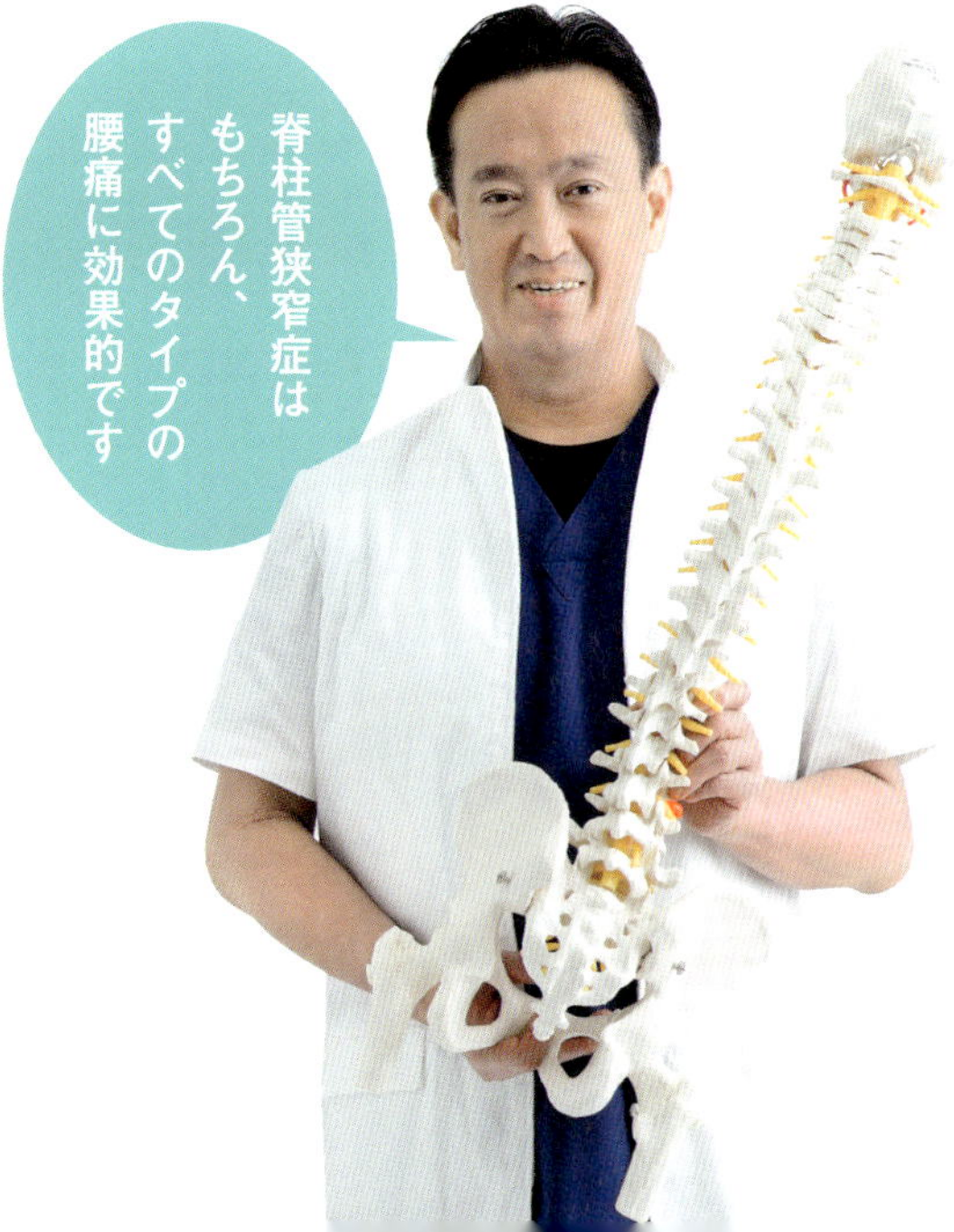
脊柱管狭窄症は
もちろん、
すべてのタイプの
腰痛に効果的です

ポイント1
セルフチェックでわかった「腰痛タイプの割合」に合わせて選ぶ

ポイント2
床で行うストレッチは、たたみやフローリングなどの上で行う（仰向けで行う場合、枕はしない）

ポイント3
入浴後・就寝前・起床時に行うと、さらに効果アップ

ポイント4
「イタ気持ちいい」と感じるくらいの刺激を目安にする

ポイント5
できるだけ毎日実践し、効果が現れやすい３週間後まで続ける

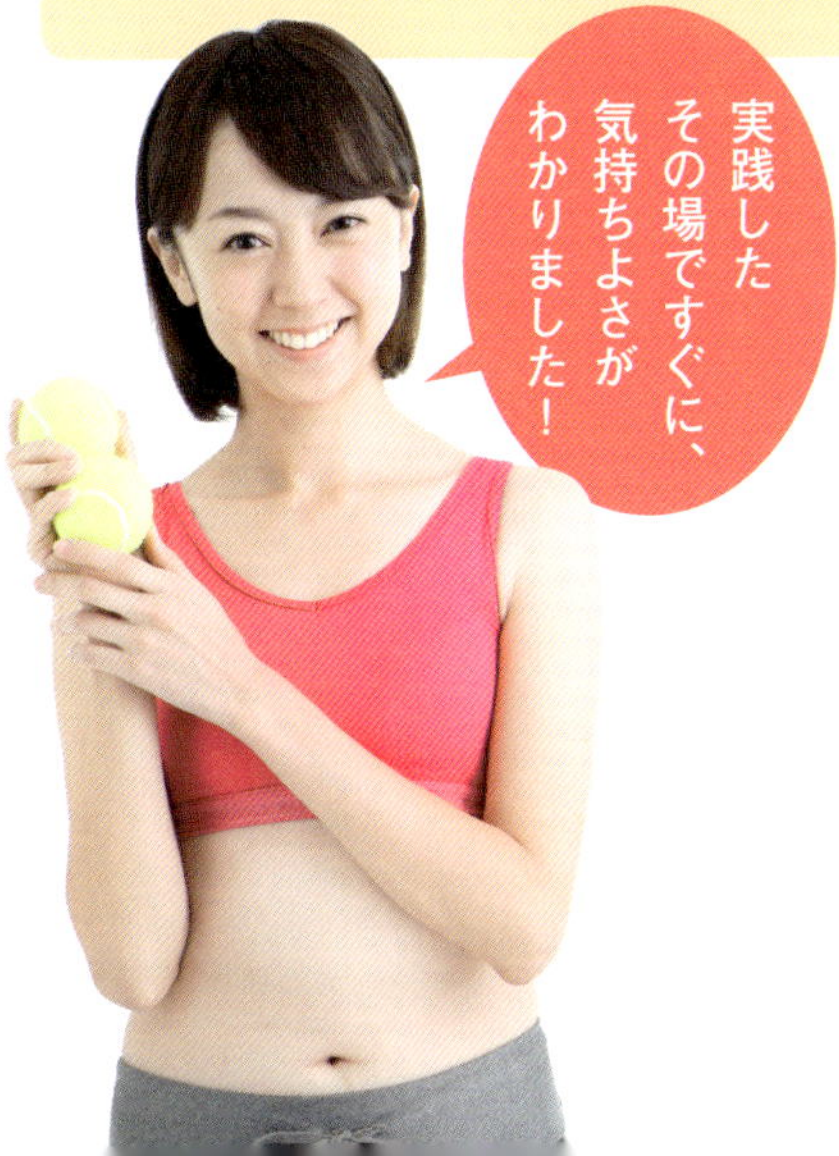
実践したその場ですぐに、気持ちよさがわかりました！

[用意するもの]

テニスボール２個

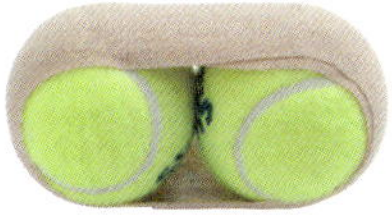

２個のテニスボールをぴったりつけた状態にし、ずれないようにガムテープなどでしっかり固定する。

すべての腰痛に
おすすめ

基本の
ストレッチ
1

仙《せん》腸《ちょう》関《かん》節《せつ》ストレッチ

腰痛解消の最重要ポイント
「仙腸関節」に最適な刺激を与えます。
ガチガチに固まった状態が緩まるので、
これだけで痛みが消えることも。

1

まずは“目印”の尾骨を確認

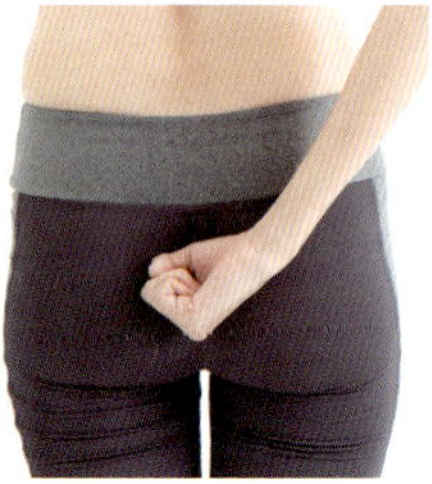

仙腸関節を探す“目印”は、お尻の割れ目の上の出っ張った部分。これが尾骨《びこつ》で、そこに握りこぶしを当てる。

2

握りこぶしの上にテニスボールをのせる

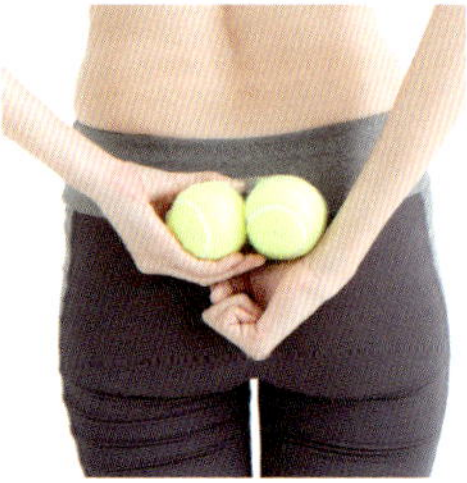

その握りこぶしの上に、あらかじめ用意しておいた２個のテニスボールを左右中央にくるようのせる。

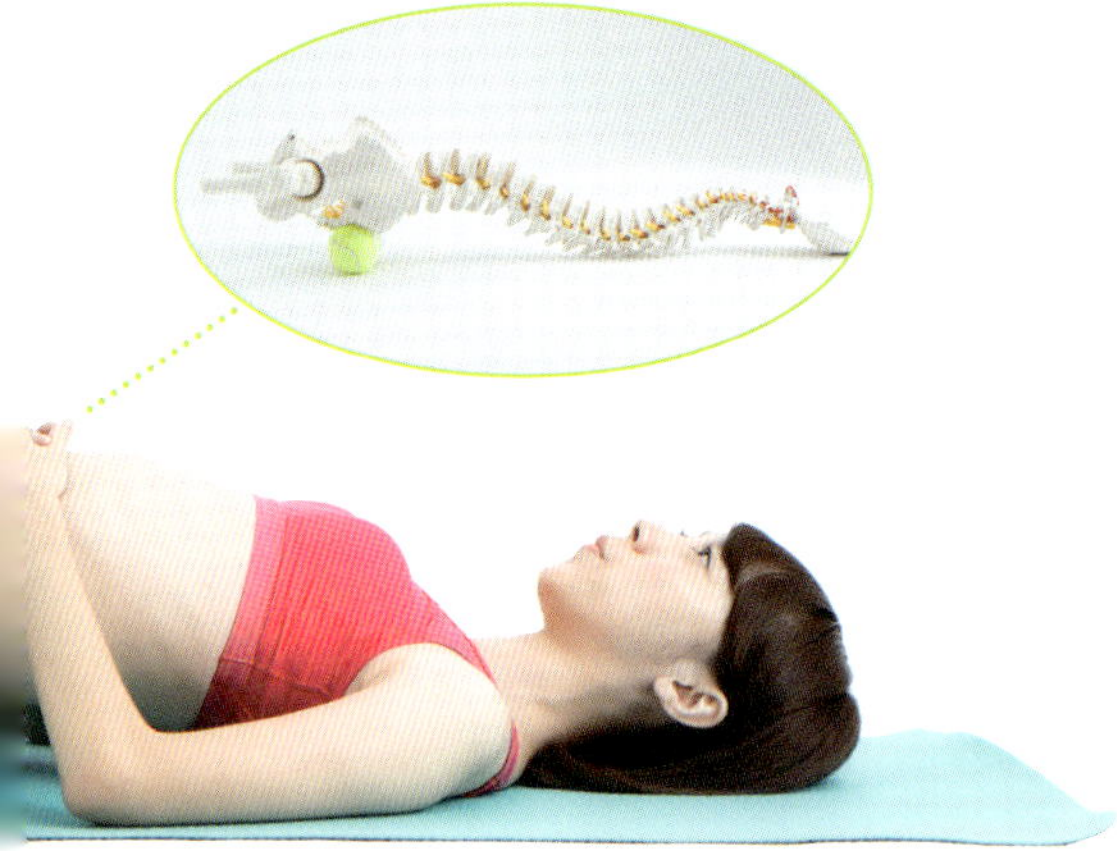

腰椎の4～5番は刺激しないこと!

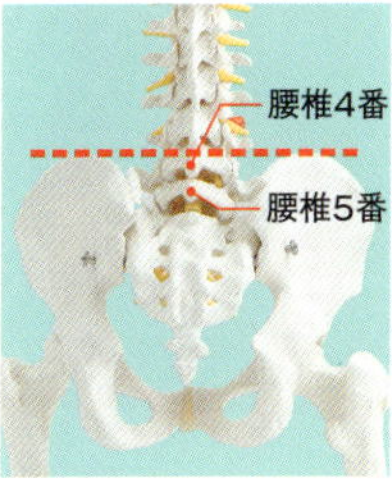

脊柱管狭窄症は、写真に示した腰椎の４番と５番に起こりやすい。仰向けになったとき、テニスボールで刺激しないように要注意。

3
仙腸関節へのボールのセット完了

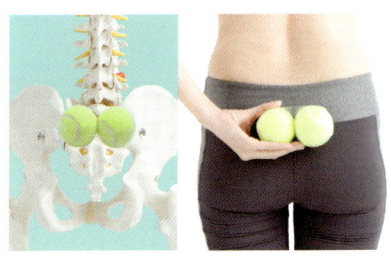

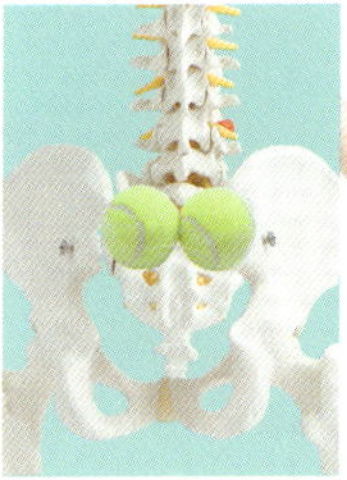

テニスボールの位置はそのままで、握りこぶしだけを外す。これだけで、仙腸関節へのボールのセット完了。

4
1～3分間、仰向けに寝る

テニスボールの位置がズレないように注意しながら仰向けに寝て、その状態を１～３分間キープ。回数の目安は、１日１～３回。

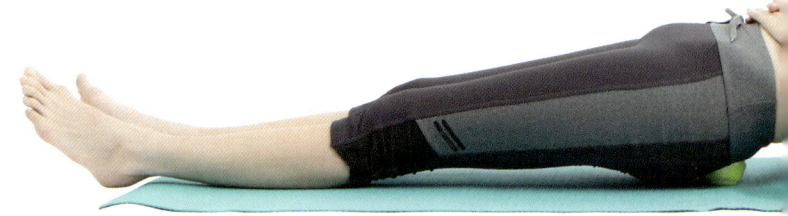

すべての腰痛におすすめ

基本のストレッチ 2

体ひねりストレッチ

腰の骨と骨の間や、狭まった脊柱管を広げ、痛みを和らげます。毎日行えば、体のゆがみを矯正する効果もあります。

1

痛みがあるほうの腰を上にして寝る

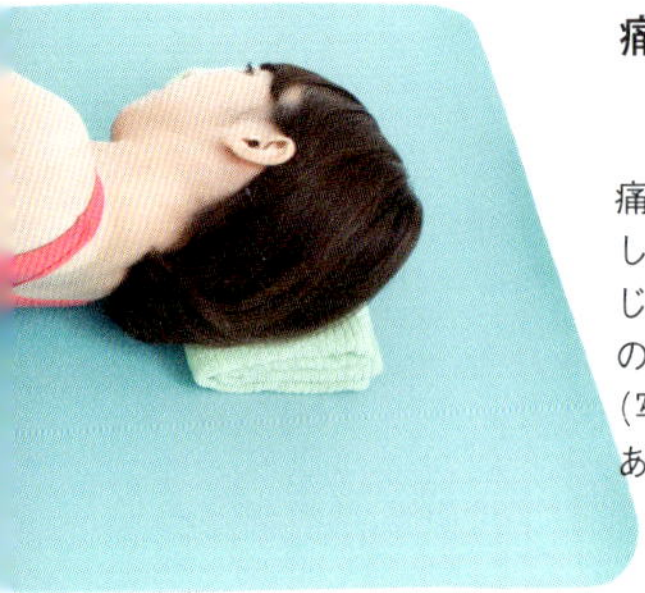

痛みがあるほうの腰を上にして横向きに寝そべり、同じ側の脚を90度に曲げ、その脚のひざを床につける（写真は左側の腰に痛みがある場合）。

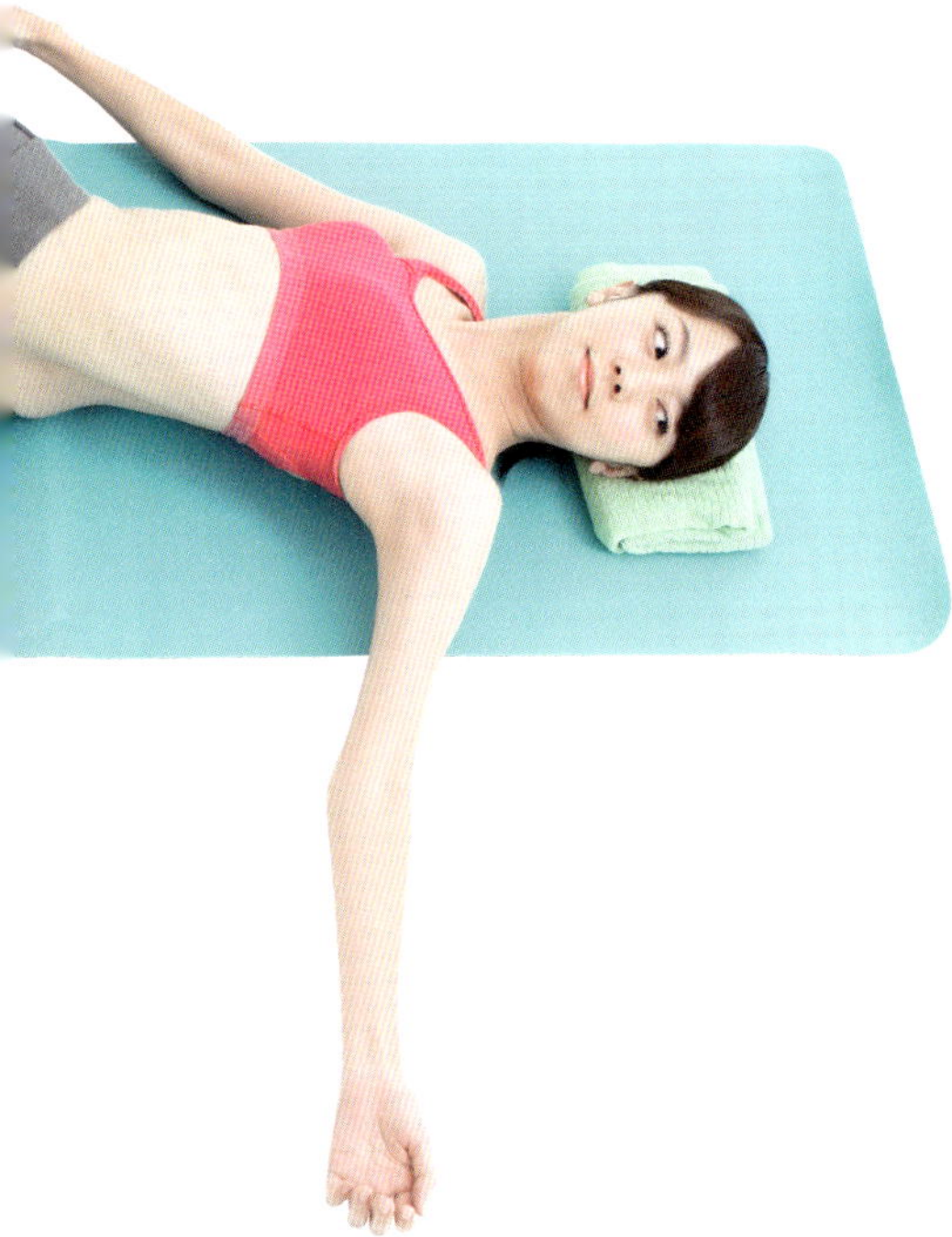

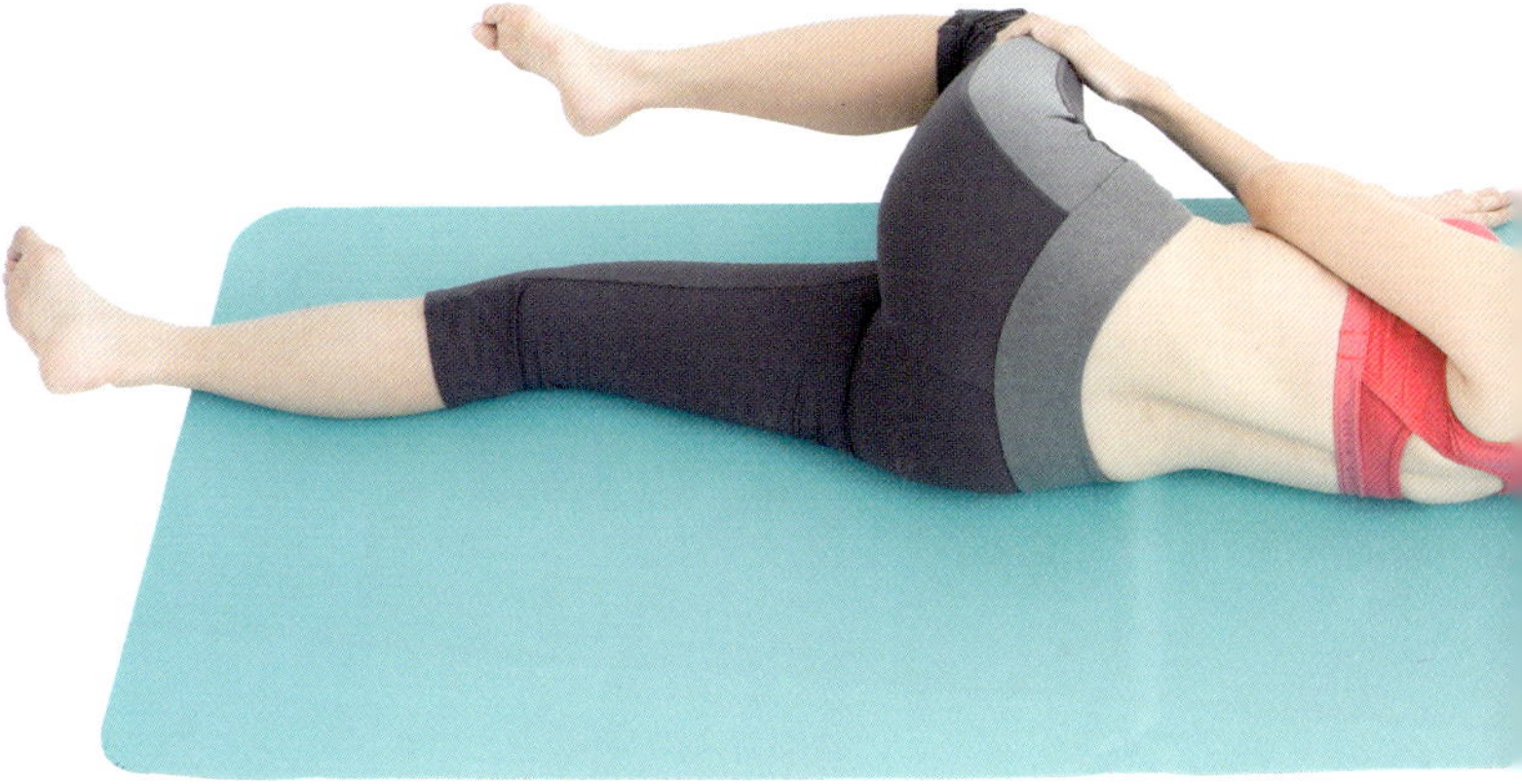

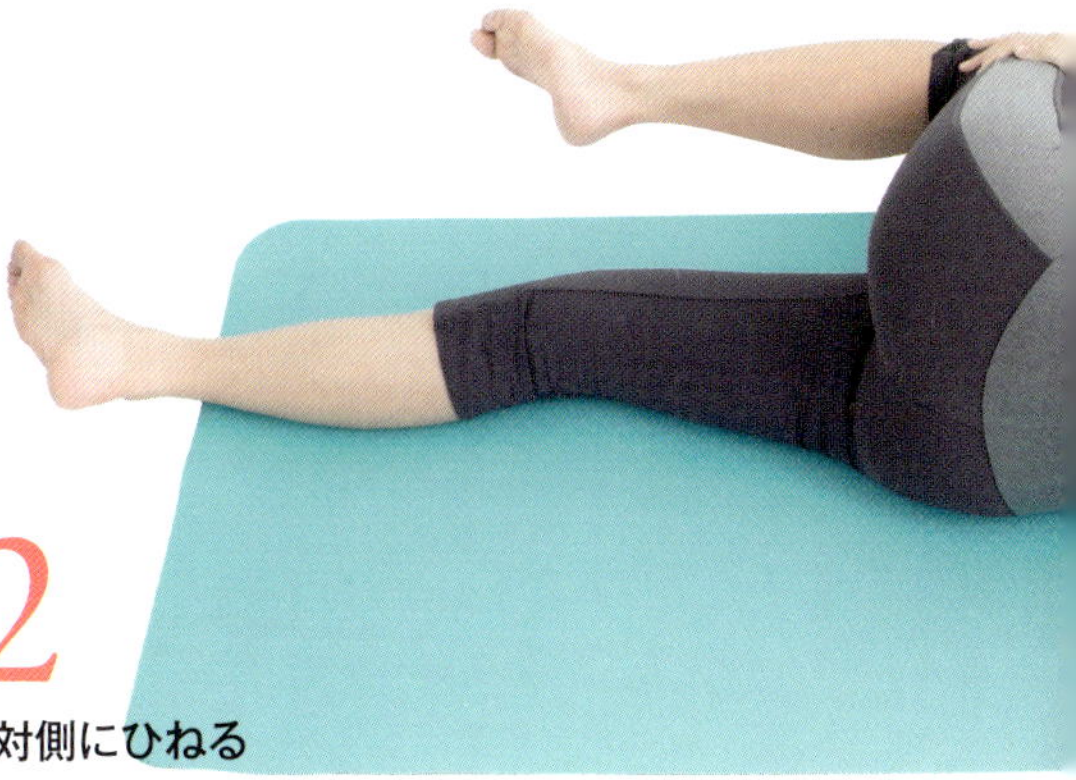

2

上半身を反対側にひねる

床につけたひざが浮かないように手で押さえつつ、痛いほうの腕を伸ばしながら、反対側に上半身をひねる。その体勢を30秒間キープ。回数の目安は、１日１～２回。腰の骨の間を広げるようなイメージで行うと効果的。
（注）１をとばして、２の動きだけ行わないようにして下さい。１から２への動きが大切です。

Ⓐに
おすすめ

腰痛タイプⒶの
ストレッチ
1

胸《きょう》腰《よう》椎《つい》ストレッチ

タイプⒶの腰痛は、「前かがみになると痛む」腰痛です。普段の姿勢でも、腰のあたりから背骨が前に曲がりがちな人には特に効果を発揮するストレッチです。

1

肩甲骨と腰の中間にボールをセット

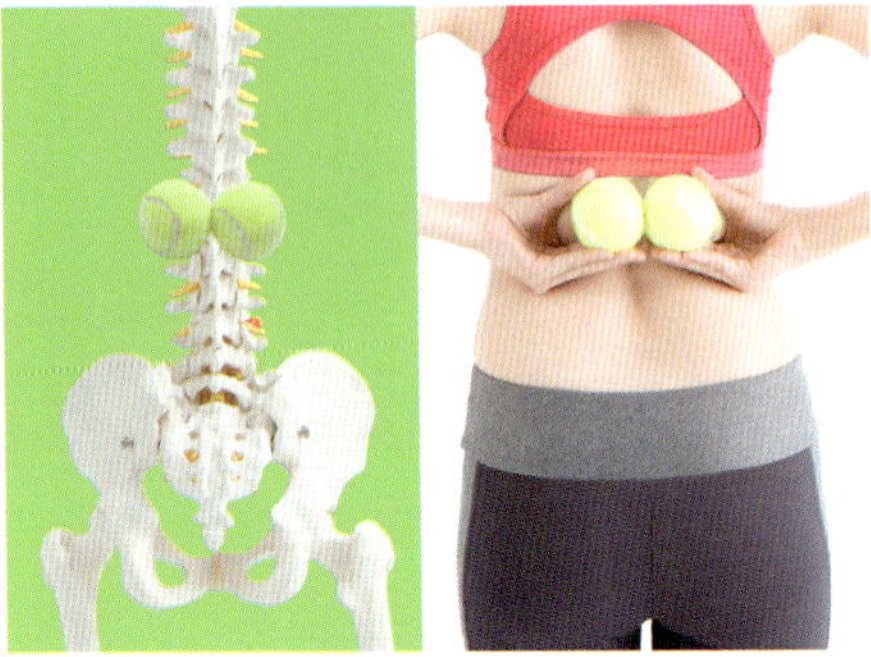

背中側の肩甲骨と腰の中間の位置（胸腰椎移行部）に、あらかじめ用意しておいた2個のテニスボールを、左右中央にくるようにセットする。腰から曲がって前かがみになっている人は、ボールを当てる位置の骨が出っ張っている場合があるのでわかりやすい。

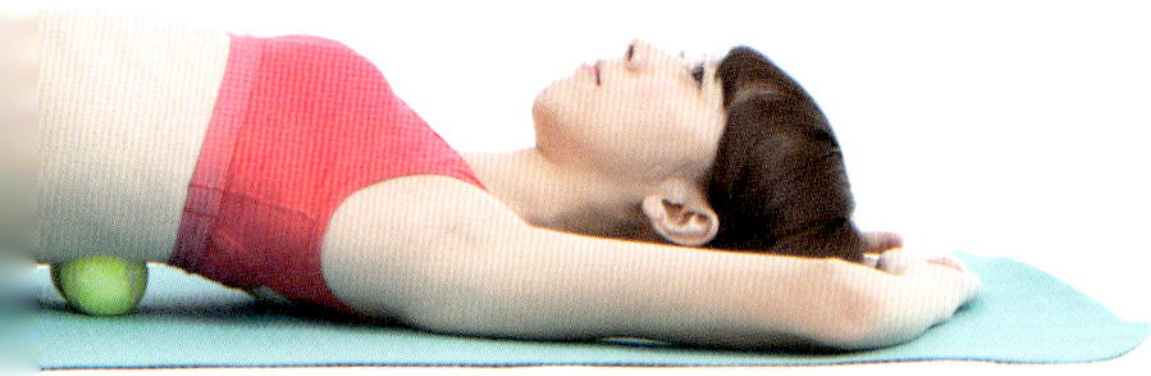

OK

テニスボールをバスタオルで代用

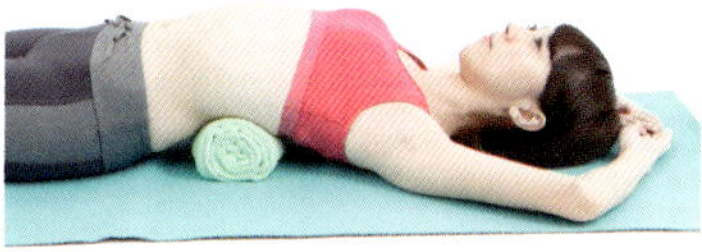

テニスボールが手元にない場合は、きつく巻いたバスタオルで代用可能。

2

1～3分間、仰向けに寝る

テニスボールの位置がズレないように注意しながら仰向けに寝て、その体勢を1～3分間キープ。回数の目安は、1日1～3回。腰を反らすようなイメージで行うと効果的。

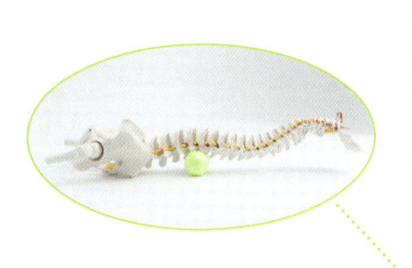

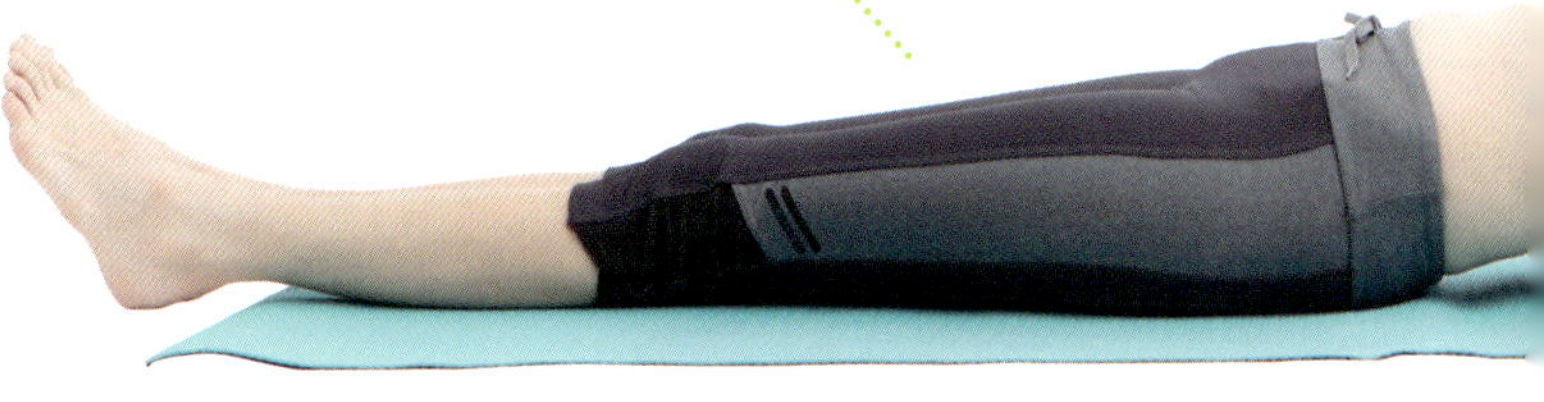

Aに
おすすめ

腰痛タイプAのストレッチ
2

肩甲骨ストレッチ

こちらのストレッチは特に、肩と首が前に出てしまう人に効果を発揮。スマホやパソコンを長時間使う方にもぴったりです。

1

肩甲骨の高さにボールをセット

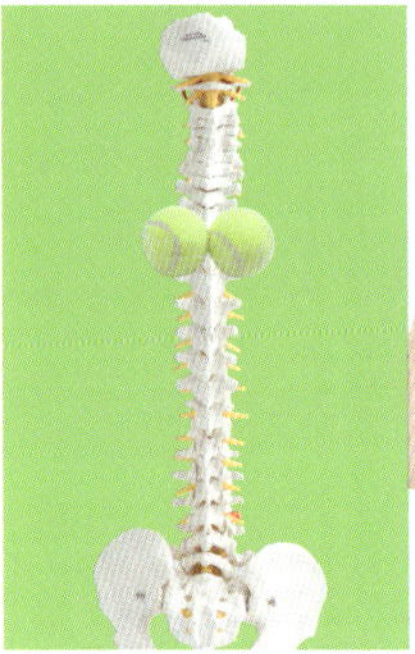

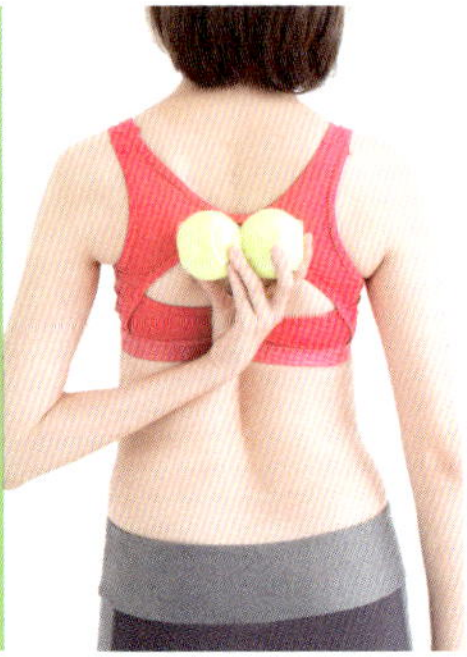

肩甲骨の高さの位置に、あらかじめ用意しておいた２個のテニスボールを、左右中央にくるようにセットする。

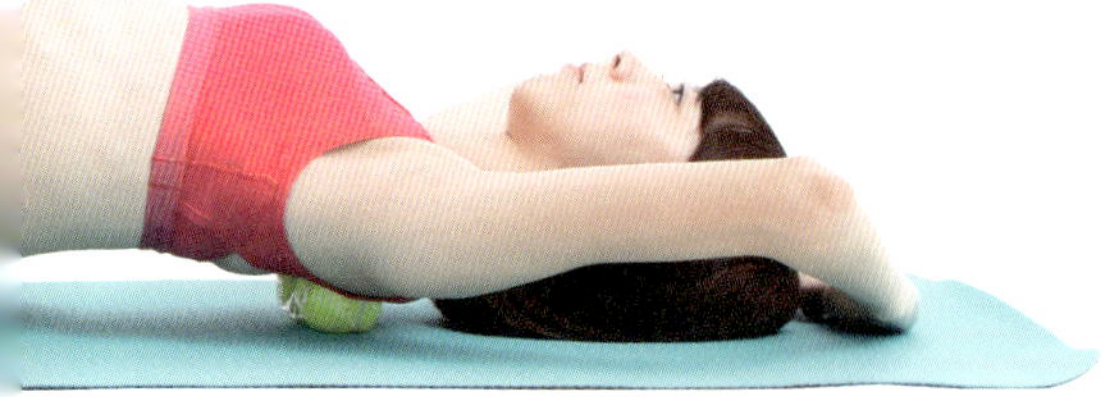

OK

テニスボールをバスタオルで代用

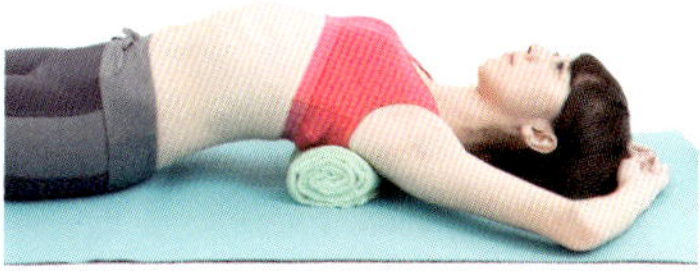

テニスボールが手元にない場合は、きつく巻いたバスタオルで代用可能。

2

1〜3分間、仰向けに寝る

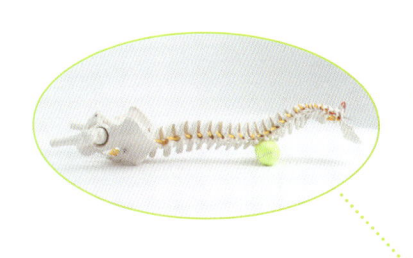

テニスボールの位置がズレないように注意しながら仰向けに寝て、その体勢を1〜3分間キープ。回数の目安は、1日1〜3回。胸を反らせるようなイメージで行うと効果的。

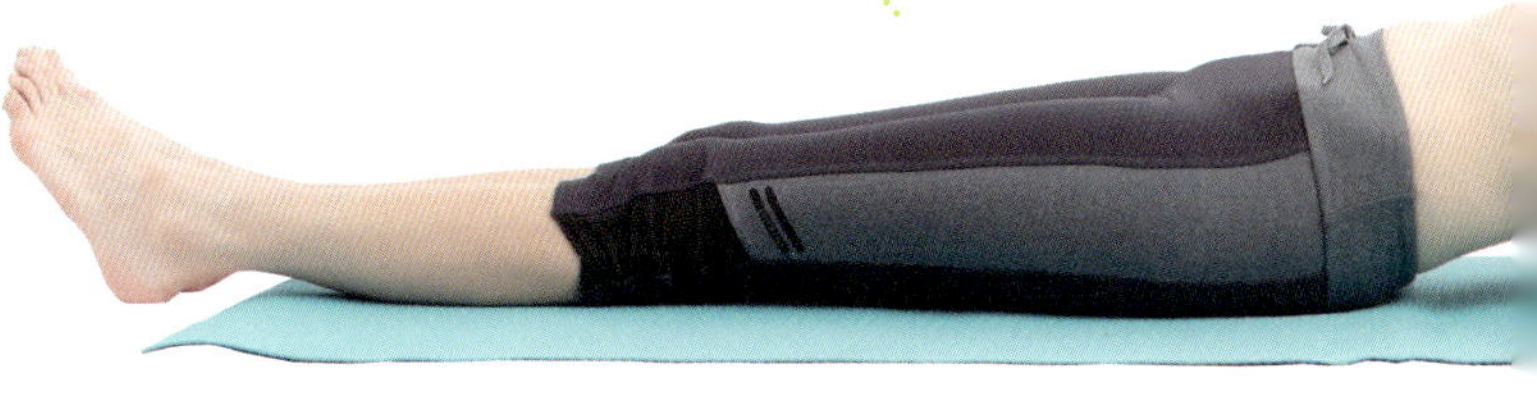

Aに
おすすめ

腰痛タイプAの
ストレッチ
3

おっとせい体操

日課にすると、背中から腰にかけての
張り・だるさがスッキリ。
腰の筋肉痛レベルなら、
これだけで痛みが解消することも！

1

うつ伏せになって床にひじをつける

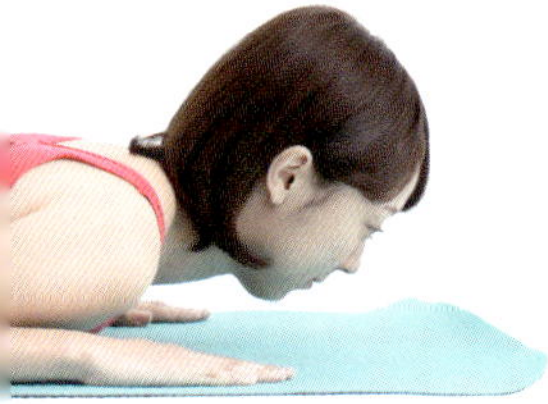

うつ伏せになり、両手を床につける。このとき、手のひらが顔の横にくるようにして、ひじも床につける。この状態で、ゆっくり大きく息を吸う。

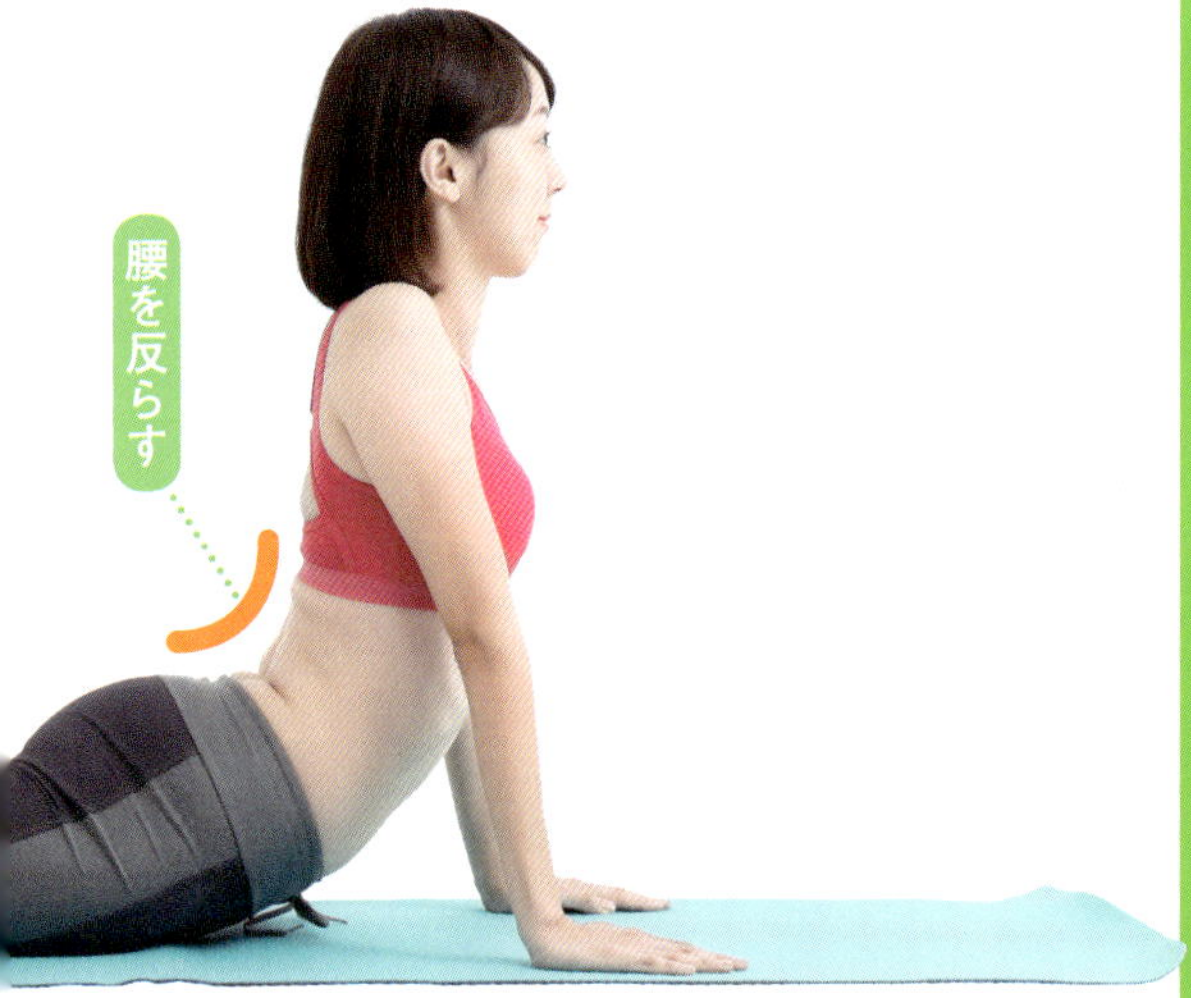

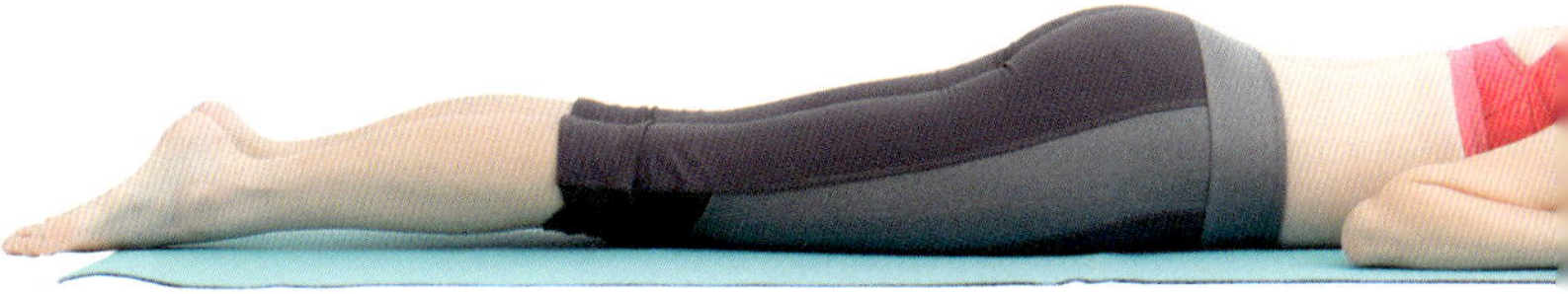

2

腕を伸ばして腰～背中を反る

息を吐きながら、ゆっくり腕を伸ばして上体を起こす。おへそが床から離れるぐらいまでできれば理想的。その体勢を１～３分間キープ。回数の目安は、１日２～３回。できるだけ胸を張り、背すじを伸ばすイメージで行うと効果的。

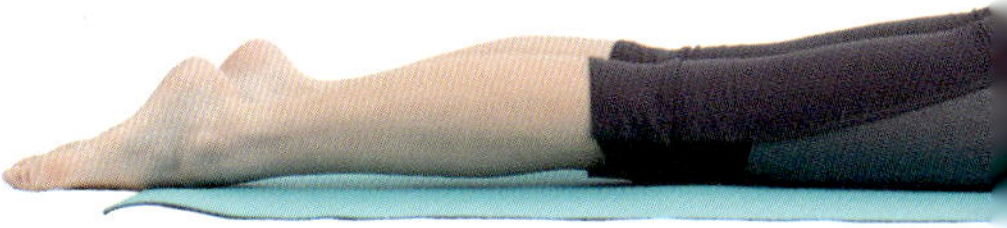

Ⓑに
おすすめ

腰痛タイプⒷの
ストレッチ
1

仙《せん》腸《ちょう》関《かん》節《せつ》プッシュ

テニスボールなしで、
外出中でも仙腸関節をケアできる！
「後ろに反ると痛くなる」タイプⒷの腰痛に
悩んでいる人は、習慣的に行って。

1

仙腸関節の位置を確認する

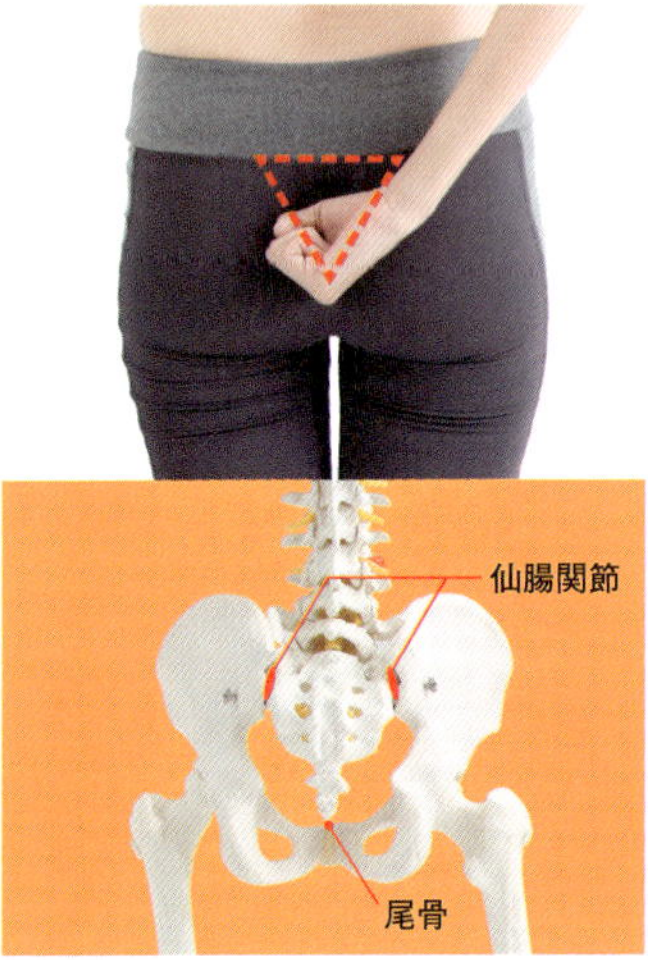

まず最初に、お尻の割れ目の上の出っ張った部分（尾骨）に握りこぶしを当てる。次に、握りこぶしの位置を、逆正三角形の下の角として考える。最後に、その逆正三角形の上側にある、残り２カ所の角に相当する位置を確認する。それら２つの位置が、仙腸関節のあるポイント。

2

痛みがあるほうの仙腸関節を押す

まず、左右どちらか痛みがあるほうの仙腸関節の位置に、同じ側の手を当てる。次に、手の位置がズレないように注意しながら、反対側の脚を斜め前に出す。痛いほうの脚を後方に置いたイスやベンチなどにのせる。仙腸関節に当てた手を、斜め45度ぐらいの角度で強く押し込む。その体勢を10～30秒間キープ（写真は左側の腰に痛みがある場合）。回数の目安は特になく、外出中に痛みを感じたときなどに行ってもよい。「少し痛いかな」と思うくらいの刺激を与えると効果的。

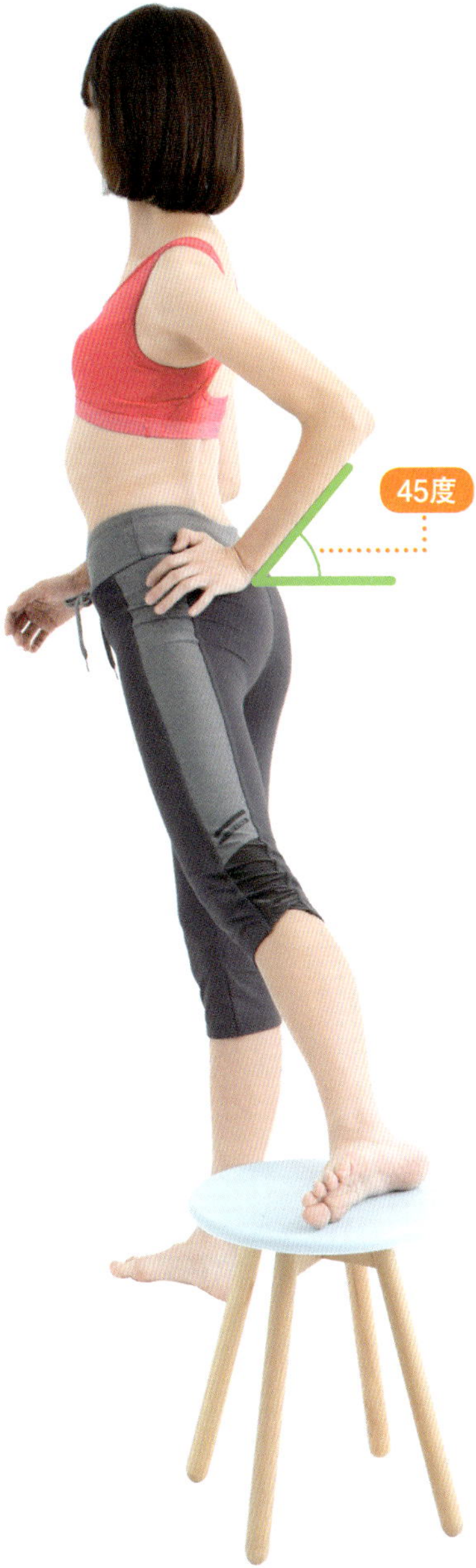

Ⓑに
おすすめ

腰痛タイプⒷの
ストレッチ
2

ねこ体操

狭くなった脊柱管のスペースを広げ、
痛みやしびれを軽減！
後方に偏ってしまった重心を、
前寄りに引き戻す効果も。

1

正座をして上体を前方に倒す

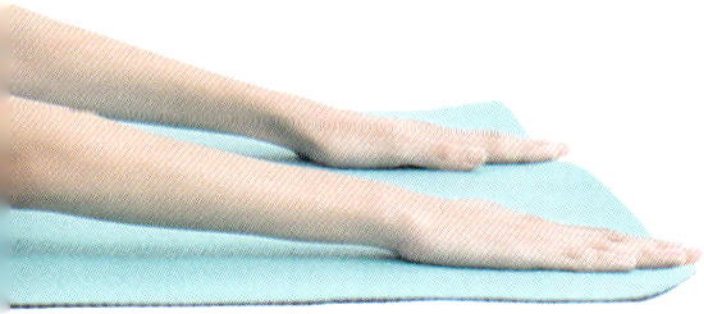

正座をして、両腕を前に伸ばしながら、ゆっくりと上体を前方に倒す。その体勢を1分間キープ。回数の目安は、1日2～3回。背中～腰にかけて伸ばすようなイメージで行うと効果的。

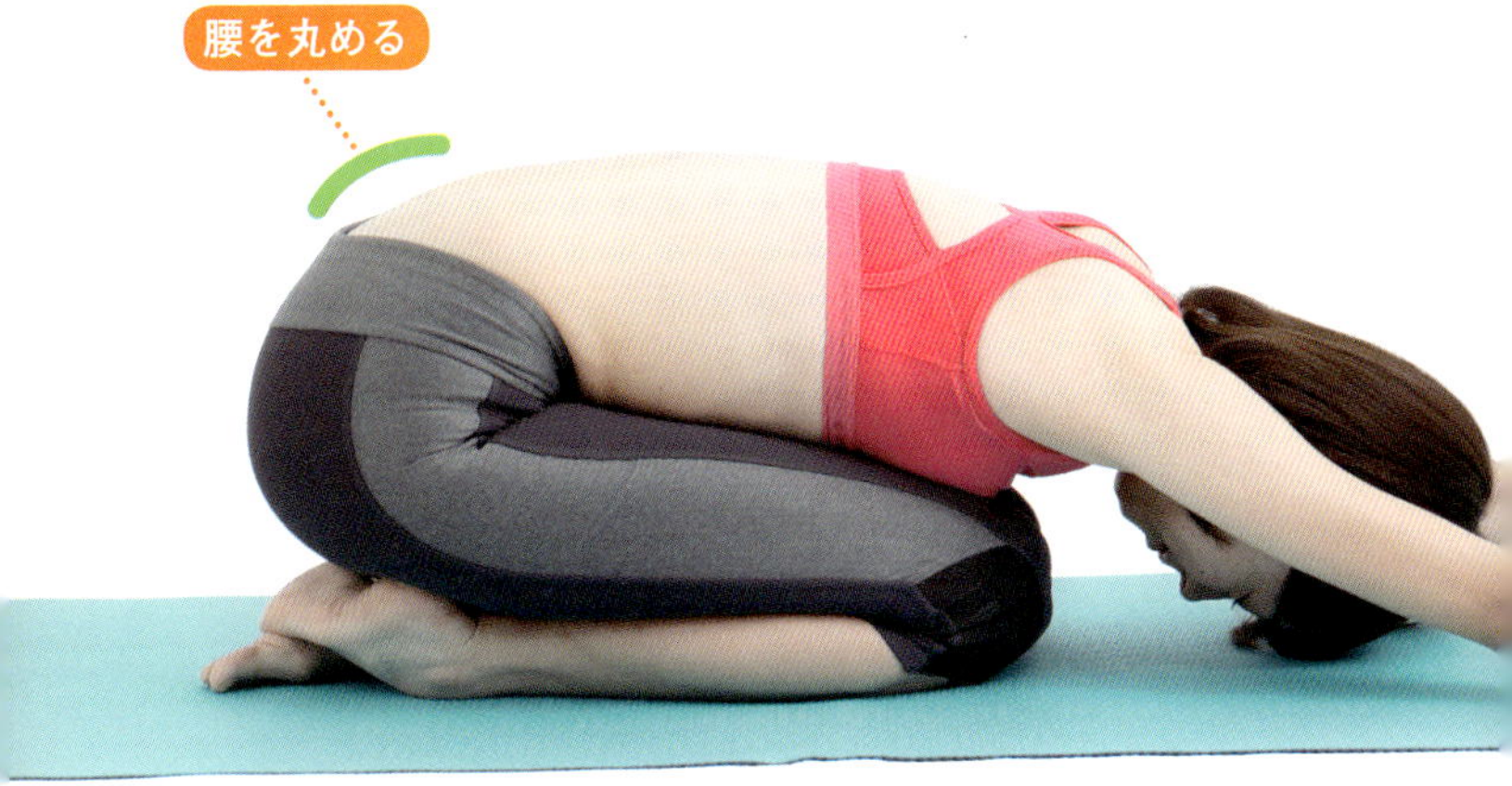

OK

おなかにクッションを当てて行ってもいい

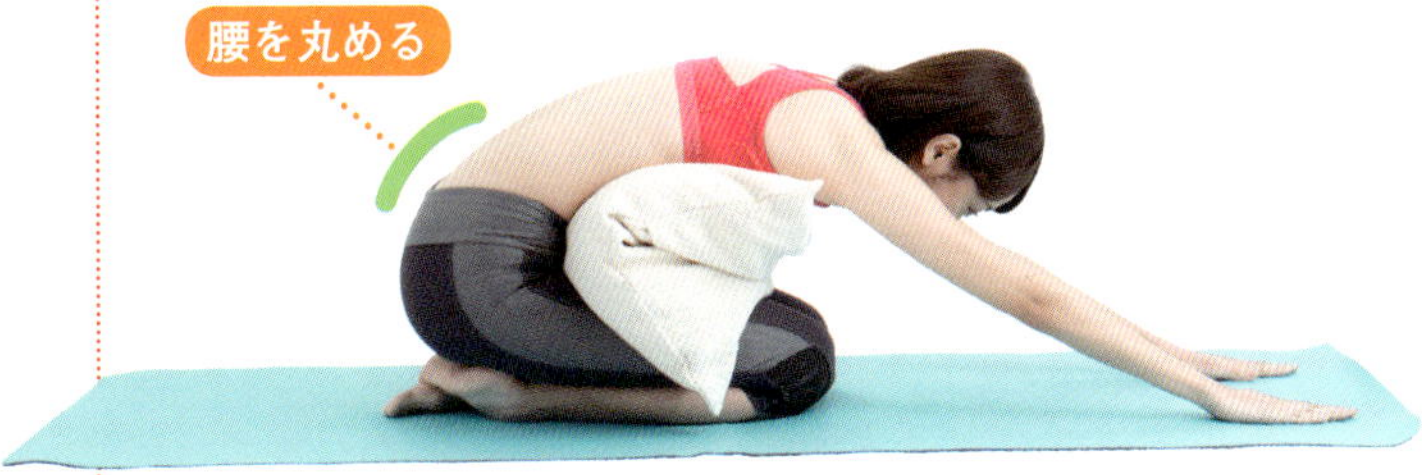

上とまったく同じ要領で、クッションや丸めたバスタオルをおなかに当てながら行うことも可能。上の方法に慣れた後、こちらの手法を行うと、より深く体を丸めることができる。

Bに
おすすめ

腰痛タイプBの
ストレッチ
3

股関節ストレッチ

脊柱管狭窄症になると
固くなってしまいやすい股関節をケア。
〝痛みの連鎖〟をストップし、
歩き方まで改善される可能性大！

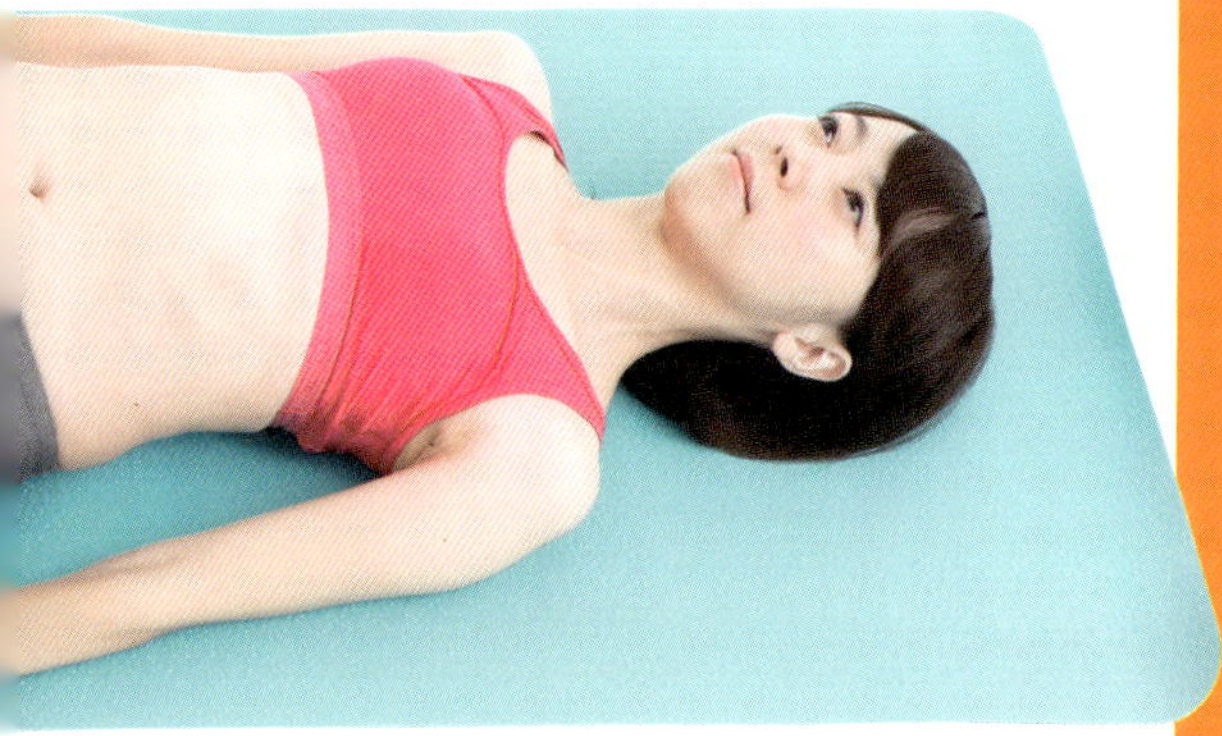

1

痛みがあるほうの股関節を押す

仰向けに寝て、痛いほうの脚のつけ根に、反対の脚のかかとを当てて30秒間押し込む（写真は右側の腰に痛みがある場合）。回数の目安は、１日１～２回。同じ要領で、反対側の股関節のケアを同時に行ってもOK。

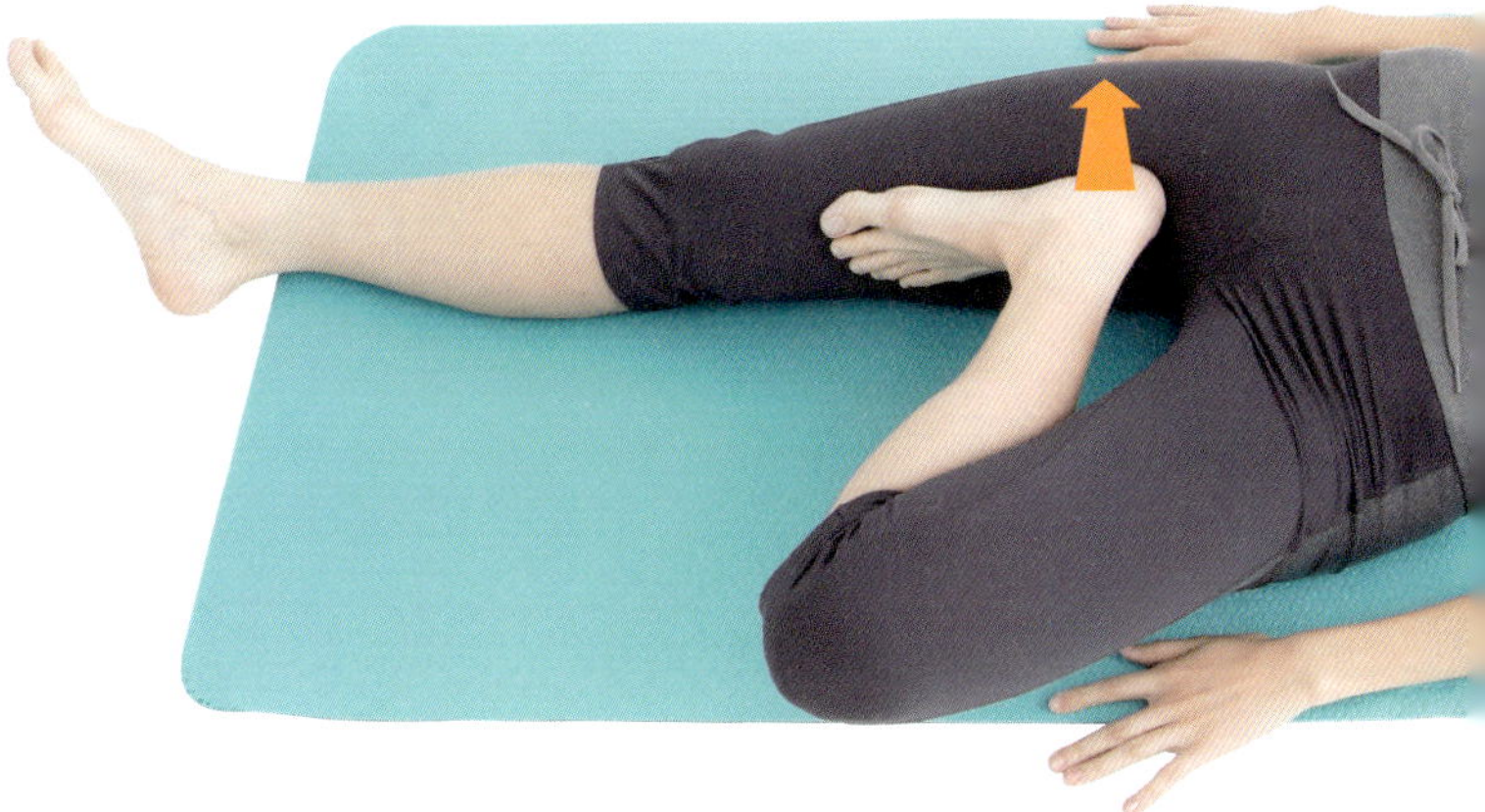

特に痛みがひどいとき

特効ストレッチ

テニスボール療法

強い痛みを抑える特効ポイントは“通常の仙腸関節の位置”の少し下。1個のテニスボールで強く刺激すると、ブロック注射よりも効く！

1

仙腸関節の位置を確認する

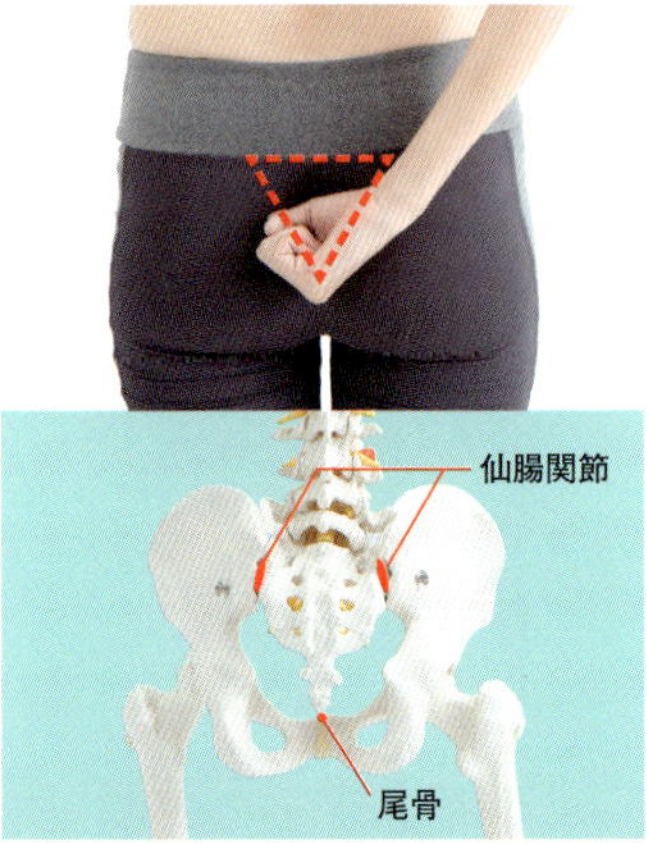

まず最初に、お尻の割れ目の上の出っ張った部分（尾骨）に握りこぶしを当てる。次に、握りこぶしの位置を、逆正三角形の下の角として考える。最後に、その逆正三角形の上側にある、残り２カ所の角に相当する位置を確認する。それら２つの位置が、仙腸関節のあるポイント。

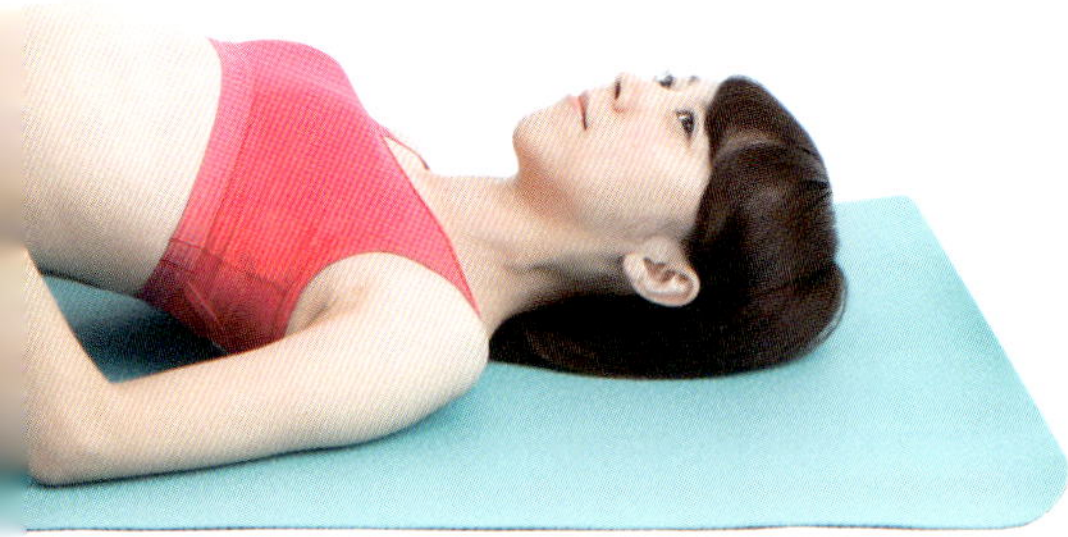

2

仙腸関節の少し下にボールを置き体重をかける

仙腸関節の２カ所の位置がわかったら、まずは痛いほうの１カ所に手の指を当てておき、その指の少し下の位置にテニスボール１個を当てる。次に、テニスボールの位置がズレないように注意しながら仰向けに寝る。最後に、痛いほうの脚の太ももの上を、痛くないほうの脚でまたぐようにしながら、テニスボールに体重をかける。その体勢を１〜２分間キープ（写真は右側の腰に痛みがある場合）。回数の目安は特になく、強い痛みがあるときに行う。ケアによる痛みを少しだけ辛抱すると効果的。

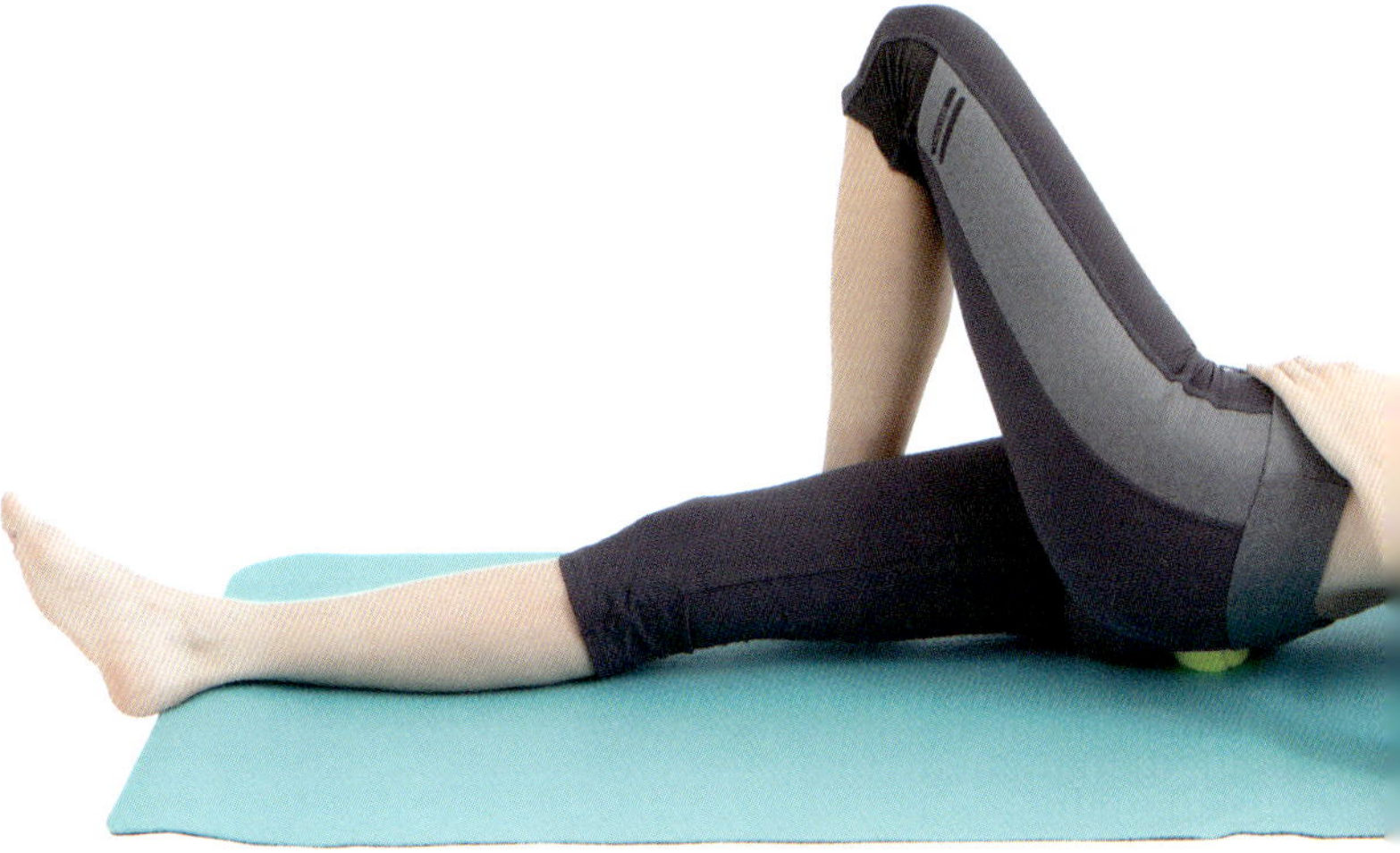

第2章

脊柱管狭窄症を自分で治す！ 新常識

これまでのセオリーでは治らない症例が急増

「はい、あなたには腰部に脊柱管狭窄症がありますね」

整形外科の医師からこのように言われた経験がある人なら、たいていは知っているはずの〝常識〟があります。

「脊柱管狭窄症で腰が痛むのは、腰の後ろ側にある神経が圧迫されているからだ。ということは、体を丸めるような姿勢や体操をできるだけ実践していれば、神経の圧迫はなくなり、痛みが消え、脊柱管狭窄症は治っていく」

このように考えている方は、実にたくさんいらっしゃいます。患者さんはもちろん、治療・施術の専門家たちの間でも、こうしたセルフケアが脊柱管狭窄症対策に最適と考えられてきました。ですから、現在出版されている脊柱管狭窄症の関連本では、体を丸める動きが十中八九勧められています。

私自身も、過去に書いた関節痛の本の中に、そうした記述を残してきました。治療院に来られた患者さんにも同様のアドバイスを行い、一定の効果を上げてきたのです。

しかし数年前から、状況が変わりました。**脊柱管狭窄症の患者さんの中に、従来どおりのセオリーでじゅうぶんよくなる人もいれば、いまひとつ成果が出ない人も現れてきた**のです。

「なにかがおかしい。本来なら、もっと早いペースで症状が改善されていくはずなのに」と感じるケースが、少しずつ増えてきたことは明らかでした。

そこで私は、普段よく悩まされている症状や生活スタイルなど、患者さんの話を改めてよく聞いてみました。と同時に、それまで治療に当たった何万という腰痛の症例と照らし合わせを行いました。その結果、**脊柱管狭窄症を自分で治すための「新常識」にたどりついた**のです。

「脊柱管狭窄症の正体」がわかった！

脊柱管狭窄症の詳細は第3章でも触れますが、この疾患をひと言でいうなら、「脊柱管という背骨（脊椎）の内側の管が狭くなり、その中を通っている神経（脊髄）が圧迫されて痛みを引き起こす病気」となります。

主に痛みが生じるのは、体を後ろに反らしたときです。これは、背骨の腰の部分（腰椎）の後ろ側（背中側）に脊柱管があり、体を反らすことで、神経の圧迫度合いがますます高まるためです。

腰痛には「前かがみになると痛むタイプ」と「後ろに反ると痛むタイプ」の2種

類があるのですが、脊柱管狭窄症は後者に分類されています。

こうした特徴から、腰を反らすのとはまったく逆の動き、つまり体を丸めるような体操をしていれば、脊柱管が広がって神経の圧迫が少なくなり、楽になるのは当然のことと考えられてきたわけです。

にもかかわらず、こうした従来からの〝常識〟が通用しなくなったのはなぜでしょうか。

一般的に、腰痛には「物語」があります。

私の治療院には、50代や60代で脊柱管狭窄症と診断された人が、大勢いらっしゃいます。ただし、そうした方々の中で、腰の痛みを感じてすぐに検査を受けた結果、いきなり脊柱管狭窄症と診断された人はほとんどいません。例外は、クラシックバレエを長年続けていたり、周囲から「姿勢がすごくいいね」と言われ続けているような、体を反る動きを繰り返してきた人ぐらいです。

その他の大部分の脊柱管狭窄症の患者さんには、共通した腰痛の物語があります。よくよく話を聞き、「30代から40代のときにも腰痛がありませんでしたか？」と問いかけると、ほとんどの患者さんは、「そういえば以前にも腰の痛みがあった」「ぎっくり腰をずっと繰り返していた」などと答えてくださいます。

つまり、**これまでにさまざまな腰の痛みの物語を経た末、現時点では脊柱管狭窄症の症状が最も強く出ている**ということなのです。

これは、言い方を変えれば、**「その他の腰のトラブルも抱えた状態の脊柱管狭窄症」**です。

先ほどお伝えした2種類の腰痛タイプに当てはめると、脊柱管狭窄症に代表される「後ろに反ると痛むタイプ」の腰痛だけでなく、「前かがみになると痛むタイプ」の腰痛も潜んでいて、いわば**「2つの腰痛のミックスタイプ」の脊柱管狭窄症が主流になっている**ということです。

私の治療院での脊柱管狭窄症の症例からすると、**その腰痛の原因が完全に脊柱管の狭窄でしかありえない＝100％の脊柱管狭窄症というケースは、1割程度しかありません。**ごくまれに、脊柱管にできた腫瘍や、精神的な問題が脊柱管狭窄症の原因になっている場合もありますが、これもほんの数％です。

一方で、**ミックスタイプの脊柱管狭窄症は、全体の約9割を占めている**のが実情なのです。

〝常識外な方法〟で脊柱管狭窄症がスッと治った！

ほとんどの脊柱管狭窄症は、後ろに反ると痛むだけでなく、前かがみになっても痛くなる――。

従来の、腰痛を2つのタイプに分けて行う対処ではよくならないとすれば、セルフケアの方法も変えなければなりません。さもないと、たとえ脊柱管狭窄症の痛みは改善しても、その他の原因による痛みはよくならないからです。

しかも、これは治療する側からの言い分であって、腰痛に悩む患者さんにとっては、「いっこうに腰の痛みはなくならない」という不満につながってしまいます。


そこで私は、脊柱管狭窄症の患者さんへの施術法に変化を加え、セルフケアの指導法にもバリエーションを持たせるようにしました。

特に、患者さん自身が行うセルフケアでは、**これまでどおりの体を丸めるような動きだけでなく、体を反らすような動きも実践するようにアドバイス**しました。


ひと昔前のセオリーに当てはめるなら、常識に〝反する〟方法でしたが、その効果は確実に現れました。体を丸める動きだけでは成果がいまひとつだった患者さんたちが皆、きわめてスムーズに痛みを解消されたのです。

この結果をみても、前述した「2つの腰痛のミックスタイプ」の脊柱管狭窄症が主流になっていると理解できるでしょう。

ちなみに、**「後ろに反ると痛むタイプ」の腰痛には、脊柱管狭窄症のほか、「腰椎分離症」「腰椎すべり症」**などがあり、いずれも腰椎後方（背中側）がつぶれることで痛みが発生します。

また、このタイプで発生するしびれについては、腰からお尻にかけての部分のほか、脚の内側にも現れやすいという特徴があります。

一方、**「前かがみになると痛むタイプ」の腰痛には、主に「筋・筋膜性腰痛」「椎間板症」「椎間板ヘルニア」**があります。

筋・筋膜性腰痛とは、腰椎の椎間にかかる負荷が増え、脊柱起立筋など腰回りの筋肉に疲労がたまって痛みが出た状態です。簡単に言えば、腰回りの筋肉痛です。

椎間板症は、筋・筋膜性腰痛などを放置した結果、椎間板がついに持ちこたえられなくなり、椎間板内部の髄核《ずいかく》がつぶれてしまった状態です。すると、椎間板がグラグラ動き、痛みや張りなどが引き起こされます。

椎間板ヘルニアは、つぶれた髄核が外にはみ出し、脊髄の神経を直接刺激してしまう状態です。そのため、激しい痛みやしびれを足腰に感じます。しびれは、早い人では椎間板症の段階になったあたりから現れ始め、一般的には腰からお尻にかけての部分のほか、脚の外側や前面に現れるという特徴があります。

読者の皆さんも、直近で受けた診断名が脊柱管狭窄症であっても、それ以前に別の腰痛の診断が下ったことがあるのではないでしょうか。

とりわけ、**前かがみになると痛むタイプの腰痛に思い当たるふしがある方は、注意が必要**です。最近、医師から脊柱管狭窄症と診断されても、ほんとうは後ろに反らすと痛むタイプなのではなく、２つの腰痛のミックスタイプである可能性が非常に高いからです。

この点に気づかないでいると、世間にあふれる脊柱管狭窄症対策をいくら続けても、あなたの腰のトラブルを完全に解決することはできないのです。

わかりやすい例を挙げましょう。

現在60代半ばの有名俳優の男性は、ひどい腰痛に長年苦しみ、ついに病院で脊柱管狭窄症の手術を受けました。本来ならば、これで腰の痛みからは解放されるはずです。

ところが、この方の腰痛は、手術後すぐに再発し、困り果てて私の治療院にいらっしゃいました。


症状を詳しくうかがうと、腰痛再発の理由はすぐに判明しました。

彼には、確かに脊柱管狭窄症があり、その症状がいちばん強く現れていました。しかし、椎間板ヘルニアの症状もかなりあり、2つの腰痛のミックスタイプの典型とも言える状態だったのです。


ですから、後ろに反ると痛くなる原因を手術で取り除いても、前かがみで痛くなる原因はそのまま放置されていたため、腰の痛みが再発したのです。正確に言えば、手術後の再発というよりも、今度はヘルニアの痛みが最も強く現れるようになっただけのことでした。

もちろん、この男性俳優さんには、椎間板ヘルニアの症状に沿った施術を行い、日常的なセルフケアとして、体を反らすような動きを意識するようにアドバイスしました。そしてやっと、頑固な腰痛を解消するに至ったのです。

脊柱管狭窄症には勘違いが多い⁉

ここ数年の間に、**脊柱管狭窄症は大きな話題になり、患者数が増加しているという話がよく耳に入ってきます。**

私は、こうした状況が生まれた背景には、**日本人の高齢化と、医療検査機器の進歩**があると考えています。

厚生労働省の発表によると、２０１４年の日本人の平均寿命は女性で86・83歳、男性は80・50歳。過去最高値を更新し続け、日本人は昔よりも長寿をまっとうするようになっています。これだけ**長く生きていれば、腰にかかる負荷が蓄積され、脊柱管に悪影響が及ぶのは当たり前**です。

また、**病院などでの骨の検査は、以前主流だったレントゲン検査から、ＭＲＩ検査がメインに**変わってきました。おかげで、昔はよくわからなかった脊柱管の状態を詳しく見極められるようになり、その結果として脊柱管狭窄症と診断されるケースが増えていると考えられているのです。

さらに、病院や整形外科が、脊柱管狭窄症の診断をしやすい環境になっています。例えば、腰痛を訴えている患者さんに、「**①高齢である、②間欠性《かんけつせい》跛行《はこう》（痛みやしびれで長く歩けない）の症状がある、③ＭＲＩ検査で脊柱管の狭窄が確認される」という3つの条件がそろえば、今の時代は脊柱管狭窄症と診断するのが〝お約**

束〟のようになっているのです。

しかも医師には、重い症状がある病名だけを患者さんに告げ、軽い症状の病名を伝えないという傾向があります。腰痛で言えば、「この患者さんには筋・筋膜性腰痛と脊柱管狭窄症の両方がある」とわかっていても、実際には脊柱管狭窄症という診断結果のみを伝える場合が少なくありません。

このように、**脊柱管狭窄症には勘違いが生まれやすい状況がある**のです。

しかし、先ほどからお話ししているように、脊柱管狭窄症の正体は単純なものではありません。人それぞれに異なる症状をしっかり把握し、体を丸める動きも反らせる動きも適宜取り入れながら、対処する必要があります。

それができてこそ、脊柱管狭窄症を含めた腰痛全般を治すことができるのです。

「体を反らす動き」が日本人の腰痛対策に必要なワケ

ここまでの内容は、書籍などで腰痛の勉強をしてきた人であればあるほど、意外に思えることでしょう。**特に、脊柱管狭窄症であっても、症状に応じて体を反らす動きを意識的に行うといい**ということは、〝目からウロコ〟だったかもしれません。

しかし、体を反らす動きを私が勧めるのには、きちんとした理由があります。

1つは、何度も説明してきたように、ほとんどの脊柱管狭窄症が「2つの腰痛のミックスタイプ」であるということです。

そして2つめが、「日本人の生活スタイル」を考慮すると、どうしても腰痛につながる前かがみの姿勢を取りがちなので、それを矯正したいという理由です。

考えてもみてください。

そもそも日本人は、前屈状態になりやすい生活を送ってきたのです。ルーツをさかのぼれば農耕民族で、おじぎやうなずく文化も深く根づいているため、**日本人は日常的に前傾姿勢になりがち**です。

加えて現代社会では、**パソコンや携帯電話などを使う時間が長くなり、前かがみの姿勢になる機会が大幅に増加**しています。

このような生活スタイルを続けていれば、腰には百害あって一利なし。**腰の老化を自ら引き寄せ、脊柱管狭窄症になるまでの期間を早めたり、症状の複雑化を招いたりする**ことにもつながります。

そうならないため、私たち日本人は、前かがみの姿勢を矯正する意識を持つ必要があるのです。

腰痛の最終段階である脊柱管狭窄症も自分で治せる！

この機会に、腰の衰えがどのように進行していくかについても、ぜひ知っておきましょう。一般的な腰の老化パターンを理解しておくことも、脊柱管狭窄症という病気の予防や解消に間違いなく役立つからです。

すべての関節は、年齢を重ねるにつれて老化していきます。**平均的には40代の初めか半ばで、早い人では20代後半から関節の衰えが始まる**方もいらっしゃいます。腰の老化についても、同じことが言えます。

通常は、**前かがみばかりの悪い姿勢が筋・筋膜性腰痛を引き起こし、そこから問題のレベルは筋肉を超えて骨に達し、椎間板症や椎間板ヘルニアへ移行**します。このあたりから、**ぎっくり腰（急性腰痛）を繰り返すようになり、さらに老化が進行すると、腰椎分離症や腰椎すべり症、脊柱管狭窄症へと移行**してしまいます。

53ページで「腰痛には物語がある」とお話ししましたが、このように「前かがみになると痛むタイプ」の腰痛から、「後ろに反ると痛むタイプ」の腰痛に移行していくというパターンが非常によく見られるわけです。

なお、一般的には、**腰痛が重症化した末の最終段階が、脊柱管狭窄症**と考えられています。その先にあるのは、腰との連動性が高いひざ・首などの関節にも悪影響がどんどん波及し、これらの重要な関節がほとんど機能しない状態です。ここまでくると、寝たきりや要介護になるのは時間の問題になってしまいます。

その前に、なんとしても腰の老化を食い止めねばなりません。

あなたの腰痛がまだ椎間板ヘルニアの段階なら、適切なセルフケアで脊柱管狭窄症への移行を防ぎ、ヘルニア自体も治すことができます。

また、たとえ脊柱管狭窄症であっても、自分で治すことはじゅうぶん可能です。

脊柱管狭窄症の中でも、ほんとうに最後の段階に特有な症状は、排尿障害です。「いつのまにか漏らしていた」「思ったように尿が出ない」という経験が何度もあるような方では、さすがに自力で治すことは難しいほど重症である可能性が高く、手術を検討する必要があります。

しかし、そうでなければ、決してあきらめることはないのです。

脊柱管狭窄症を治すカギは「痛みの特徴」に気づくこと

脊柱管狭窄症についての概要はご理解いただけたと思います。繰り返しますが、**ひと口に脊柱管狭窄症といっても、人それぞれに異なる症状**があります。その点をしっかり把握しつつ、対処する必要があることを忘れないでください。

こう言うと、誰もがご自身の脊柱管狭窄症の状態について、できるだけ詳しく知りたいと考えるでしょう。そのためにぜひ、第1章にある**「腰痛セルフチェック」をフル活用してください**。

このチェックテストには、「前かがみになると痛むタイプ」「後ろに反ると痛むタイプ」のそれぞれにつき、代表的な痛みの特徴が網羅されています。なかでも、後ろに反らすと痛むタイプでは、脊柱管狭窄症で現れる特徴を重点的に挙げています。

考案した本人が言うのは少し変かもしれませんが、皆さんが自力で脊柱管狭窄症の状態を知るには、なかなかよくできたテストだと自負しています。

また、腰痛の状態は、日に日に変化していきます。**甘くみていると、自分では気づかないうちにどんどん悪化する**こともありえます。しびれについても同様で、主に脚の外側がしびれていたはずなのに、いつしか脚の内側にまでしびれが進行するというケースも起こりうるのです。

そのため、**定期的にセルフチェックテストを行い、現時点での腰痛・しびれの特徴や変化を見逃さないようにする**のが理想的です。

このテスト結果が、脊柱管狭窄症の進行を抑えたり治したりするための、重要なカギになります。腰痛と決別するための対策を実践するにしても、最適な指針となるのです。

手術や薬に頼っても根本的な解決にはならない

脊柱管狭窄症の診断をするやいなや、即座に手術を勧める医師もいるようですが、**手術を受けるか否かの判断は慎重に行うべき**です。

その診断はほんとうに正しいのか、医学的に絶対に手術を必要とするほど重症な状態なのか、ご自身が納得できるところまで理解を深めてから選択するようにしましょう。

脊柱管狭窄症の手術の目的は、圧迫されている神経を解放して、痛みやしびれを取ることにあります。

にもかかわらず、先にも例を挙げたように、**手術後も「痛みやしびれが残っている」という方はいらっしゃいます。**手術直後はいったん痛みが治まっても、腰痛につながる悪い姿勢などの生活習慣を改めないでいれば、**「ほどなく痛みが再発した」というケースもよくみられます。**

ですから、手術は絶対的なものではありません。

67ページでお話ししたように、脊柱管狭窄症の患者さんが手術を検討するポイントになるのは、排尿障害の有無です。排尿障害がなく、その他の症状もそれほど重

郵 便 は が き

切手を
お貼りください

1 4 1 - 8 4 1 5

（受取人）
東京都品川区西五反田2-11-8
株式会社 学研プラス
趣味·実用コンテンツ事業部 ライフケア実用事業室

『脊柱管狭窄症は自分で治せる！』

読者アンケート 係

お名前		性別 男 · 女
年齢 才	ご職業	
ご住所 〒		
お電話番号		
メールアドレス		
今後、著者や新刊に関する情報、新企画へのアンケートなどを郵送、またはメールにて送付させていただいてもよろしいでしょうか？		□はい □いいえ

※ご記入いただいた個人情報は、許可なく使用することはありません。
個人情報に関するご依頼・お問い合わせは、（株）学研プラス ライフケア実用事業室（電話 03-6431-1223 受付時間／土・日・祝日・年末年始を除く11時〜18時）までお願いいたします。

詳しくは弊社の個人情報保護に関するホームページ（http://gakken-plus.co.jp/privacypolicy/）をご覧ください。

ご愛読ありがとうございます。今後の企画の参考にさせていただきますので、ご意見・ご感想をお聞かせください。

1 本書をどこで知りましたか？

1. 書店で　2. 新聞広告で　3. インターネットで
4. 友人、知人の紹介
5. その他（　　　　　　　　　　　　　　）

2 本書を購入いただいた理由は何ですか？（複数回答可。もっとも当てはまるものに◎、その他の当てはまるものには○をつけてください）

1. 脊柱管狭窄症に悩んでいるから
2. 腰痛に悩んでいるから　3. 足のしびれに悩んでいるから
4. 著者にひかれて　5. 表紙が気に入ったから
6. 写真や文章が見やすかったから
7. 値段が手頃だったから
8. その他（　　　　　　　　　　　　　　）

3 本書への感想をご自由にお聞かせください。

4 今後読みたい本・テーマ・著者などがあれば教えてください。（こんな症状に悩んでいる、テレビでやっていたあのダイエット法が気になるなど、なんでも結構です）

ご協力ありがとうございました。

症でない場合は、安易に手術に頼るべきではないのです。

薬は、痛みがひどい場合には、もちろん飲んでいただいてけっこうです。ただし、市販薬でも処方薬でも、症状の緩和を目的とする対症療法に過ぎませんから、脊柱管狭窄症を完全に解決するものとは言えません。

脊柱管狭窄症をはじめとした**腰痛を根本的に解消するには、痛みが発生するメカニズムを理解し、腰の構造を改善することが不可欠**です。

そのために、第1章にあるような効率的なエクササイズを実践していただきたいと思います。

第3章

なぜ、簡単ストレッチで痛みが消えるのか

腰に痛みを感じるようになったら　まずは仙腸関節をケア

前章では、脊柱管狭窄症についての「新常識」と言える最新理論を、できるだけ詳しく説明しました。

次にこの章では、その最新理論に基づいたストレッチのそれぞれ（第1章参照）が、痛みの解消にどんなメカニズムで働くのかという点に触れたいと思います。

それがわかれば、いかに効果的なストレッチであるか納得いただけるでしょう。

また、実際にストレッチを始めたり継続したりするために、モチベーションを高めることにもなるはずです。

では、早速ですが質問です。

あなたは、腰がどのように動いているかご存じですか？

また、腰の関節の動きを意識した経験はありますか？

そもそも、人間の骨格は２００以上の骨で構成されています。そして、その骨のつなぎめである**関節の数は約４００とされ、「動く関節（可動関節）」と「動かない関節（不動関節）」**に分けられます。腰は、もちろん動く関節です。

私たちの体はとてもよくできていて、**関節が正常に動けば、日常生活に必要なさまざまな動作を痛みなく行える**ようになっています。

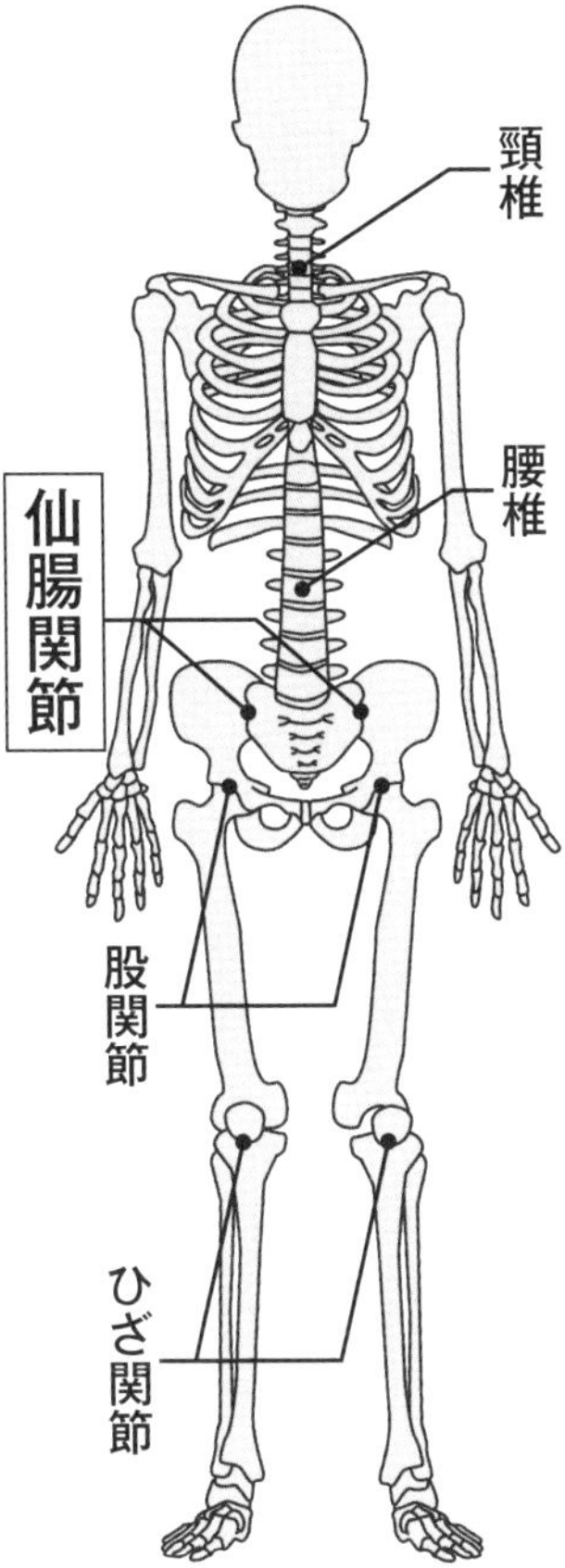

歩いたり、座ったり、物を持ち上げたりというときに欠かせない腰の動きは、2つの関節がうまく連携することで機能しています。1つは、背骨（脊椎）の腰部分を構成している「腰椎」という関節。もう1つは、骨盤中央の仙骨と左右の腸骨の境目にある「仙腸関節」です。

腰においては、腰椎と腰椎の間にある「椎間板」（24ページのイラスト参照）のほか、腰椎と仙腸関節という〝名コンビ〟も、体の荷重や外部からの衝撃を和らげています。これらがスムーズに連携することによって、しなやかで正常な動きが可能になるのです。

ですから、腰痛対策を考えるときは、誰もがすぐに思い浮かべる腰椎だけでなく、仙腸関節にも注意を払う必要があるのです。

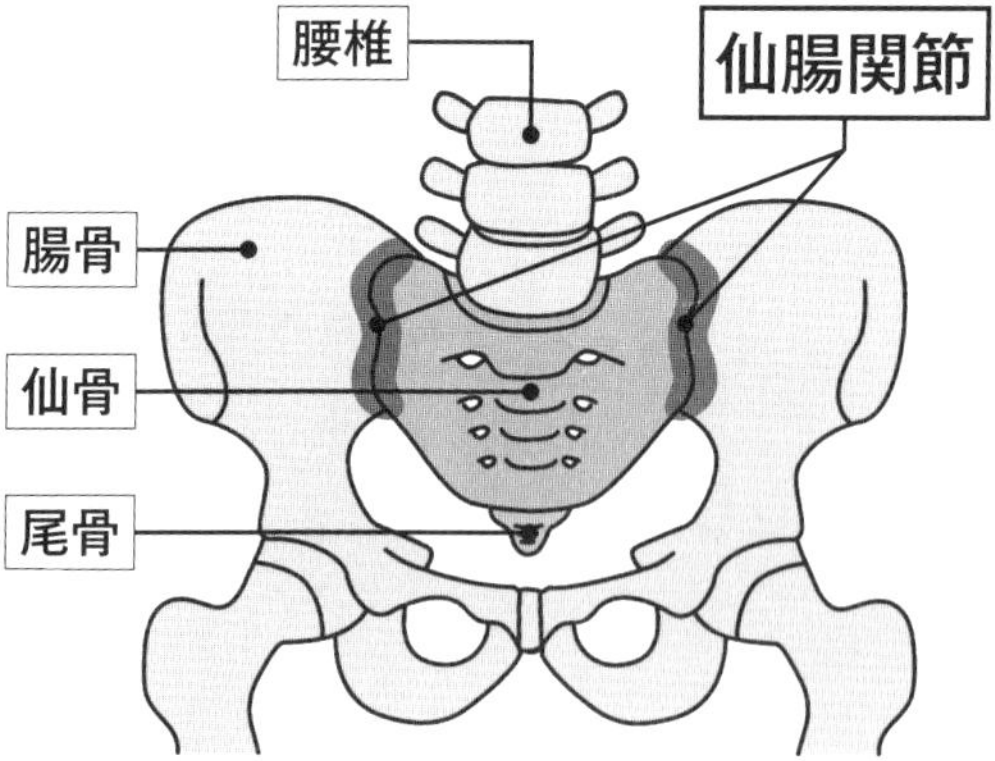

むしろ、**仙腸関節をきちんと働かせることを真っ先に考えることが、大切なこと**と言えます。

というのも、**仙腸関節は非常にトラブルが起こりやすい関節**なのです。

仙腸関節は、正常に機能しているときでも、その動く範囲（正常可動域）はわずか数ミリと言われています。

そこに余計な負荷が一定以上かかってしまうと、すぐにひっかかりを起こしてしまいます。すると、**カギをロックしたかのように固まり、関節部分がまったく動かなくなってしまう**のです。

こうなると、腰椎に負担が集中し、腰回りの筋肉や椎間板などが疲弊してきます。その結果、張りやこり、痛みなどの問題が生じ、その状態のまま過ごしていれば、腰痛はどんどん悪化していきます。

日本人の約8割は、仙腸関節の不調を抱えている可能性があると言われています。そのため、**腰に痛みを感じたら、まず仙腸関節の機能不全を矯正すべき**なのです。

こうした理由から、私はあらゆる腰の痛みについて、最初に仙腸関節のケアをするようにお勧めしています。だからこそ、本書第1章でも、テニスボールを使った仙腸関節のケアを、すべての人におすすめのもっとも基本となるストレッチとして、いちばん初めに紹介しているわけです。

脊柱管狭窄症は、基本的に体を後ろに反らした状態が最も苦しく感じられ、腰痛の症状が進行した最終段階です。ですから、腰を後ろに反らすことは、さらに症状を悪化させると考えられてきました。そのため、体を前にかがめる体操ばかりが推奨されてきたのですが、それらはいまの痛みへの対症療法にしかなりません。

そこで本書では、「体を反らしたときに痛むタイプ（＝脊柱管狭窄症タイプ）」の人にも、根本治療として欠かせない固まった仙腸関節を緩めるストレッチを推奨しているのです。

また、とにかく痛みがひどいときは、仙腸関節の通常よりも少し下の部分を、強めに刺激すると即効性があります。

耐えがたい痛みが出てきたら、試してみてください。

酒井式 腰痛解消ストレッチがどんなタイプの腰痛にも効く理由

前項で、余計な負荷がかかると仙腸関節が固まってしまうとお話ししましたが、そのトラブルの**最も多い原因は、デスクワークなどで長時間、前かがみの姿勢で座っていること**です。背中を丸めた悪い姿勢は、じわじわと確実に、仙腸関節にダメージを与え続けます。

また、前かがみになる習慣は、脊椎のS字カーブを崩す最大要因でもあります。そして、**脊椎のS字カーブが失われることも、やはり腰回りの筋肉や椎間板などに負荷をかける**ことになります。

すると、いったいどうなるのか。

最初は筋・筋膜性腰痛（腰の筋肉痛）程度で済みますが、その症状が慢性化してしまうと、異常は椎間板にまで及びます。そして、椎間板症や椎間板ヘルニアへと移行し、痛みやしびれを発生させるのです。

また、こうした悪化の過程では、**腰の筋肉や椎間板にかなりの疲労がたまるため、一般にぎっくり腰と呼ばれる急性腰痛を繰り返す**ようにもなります。

ですから、これらの問題発生の発端である**前傾姿勢のクセをうまく取り除き、なおかつ脊椎のS字カーブを取り戻さなければなりません。**

そこで第1章で用意したのが、「前かがみになると痛むタイプ（＝脊柱管狭窄症予備軍タイプ）」の項目にある、3種類のストレッチです。これらを行えば、〝2つの課題〟を一気に解決することができます。

テニスボールを「胸腰椎移行部」と「肩甲骨部分」の2つの位置に当てて刺激するのには、理由があります。

実は、**前かがみの悪い姿勢には、肩甲骨と腰の間にある胸腰椎移行部から前傾するタイプと、肩甲骨のあたりから前傾するタイプの2種類**があり、いずれにも対応したストレッチをそろえたというわけです。

なお、胸腰椎移行部から前かがみになりやすいのは、デスクワークや車の運転に従事している方、美容師・保育士・看護師・調理師など、前傾姿勢の立ち仕事に就いている方です。

一方、肩甲骨部分から前かがみになりやすいのは、パソコンや携帯電話を操作する時間が長い方です。

時間的な余裕がないなどの理由から、ストレッチをピックアップして実践したい場合は、前述した特徴をふまえてご自身に最適なものを選ぶといいでしょう。

腰を反らすストレッチ（おっとせい体操）は、前かがみになると痛むタイプの方ならば、誰にでもお勧めしたいものです。テニスボールなどの道具が不要な簡単な体操ですが、痛みの解消効果は抜群。腰痛の第1段階である筋・筋膜性腰痛なら、これだけで解消することも少なくありません。

いずれにしても、これらの体操を継続して行うと、前に傾きがちな体のバランスを後方に引き戻すことができます。すると、**脊椎の本来のS字カーブが再構築され、腰から背中にかけて走る筋肉（脊柱起立筋）の張りやこりも取れてきます。**

実践するとすぐに、腰や背中がスッキリするのを実感できるはずです。

「後ろに反ると痛むタイプ」のストレッチが有効な理由

それでは、「体を反らしたときに痛むタイプ（＝脊柱管狭窄症タイプ）」に適したストレッチの説明に移りましょう。

腰の関節である腰椎は、椎体が5個つながって成り立っています。前述した「前かがみになると痛むタイプ」の症状は、椎体と椎体をつなぐ椎間板の前側がつぶれることで生じます（24ページのイラスト参照）。

そこからさらに悪化し、腰椎の後ろ側までつぶれてしまうのが、この「後ろに反ると痛むタイプ」の腰痛です。具体的には、腰椎後方の突起部分にひびが入って分離する腰椎分離症、突起が割れてズレを起こしてしまう腰椎すべり症、そして脊柱管狭窄症が該当します（25ページのイラスト参照）。

この症状では、仙腸関節をいっそう重点的にケアすべきです。きちんと対処して機能を回復させると、腰椎への負荷が少なくなり、脊柱管の圧迫も緩和されるので、悪化を食い止められます。痛みやしびれなどの症状も、大きく軽減できるのです。

ですから第1章では、仙腸関節へのセルフケアとして、いつでもどこでも行えるストレッチを紹介しています。

ご存じの方も多いと思いますが、私はこれまでに、仙腸関節へのセルフケア法をいくつも公開してきました。もちろん本書でも、腰痛に効くものを紹介していますが、それらはすべて寝た状態で行い、テニスボールを利用したやり方です。

しかし、**今回お伝えしている仙腸関節へのセルフケア法は、立ったままで行うことができ、道具やモノを使わなくて済む方法**です。

この方法は、私個人としては長年実践していて、効果も確認済みなのですが、今まで発表してきませんでした。ただ、この本は腰痛の最終段階である脊柱管狭窄症に悩む方が多数読んでくださっているはずですから、この機会に初めて公開するに至ったわけです。

「片側だけのケアでだいじょうぶ?」と思う方がいらっしゃるかもしれませんが、心配は無用です。

脊柱管狭窄症でも、最初は左右どちらかから痛みが出てくるものです。

もし、そのうちに両側が痛むようになった場合は、外出中・仕事中など横になれない環境では、この方法をひとまず「痛みの強い側」に行い、家に帰ってから両側をしっかりケアするようにしてください。

次に紹介しているねこ体操も、非常に理にかなったセルフケア法です。

体を丸める動きを習慣化することで、後ろに偏った重心バランスを前寄りに引き戻すことができます。

さらに、狭くなった脊柱管のスペースを広げられるので、テニスボールを使った仙腸関節ケアとのセットで続けていくと、脊柱管狭窄症の痛みやしびれの軽減が大いに期待できるものです。

最後に、股関節のストレッチをお勧めするのにも、きちんとした理由があります。実は、**腰の関節と股関節の連動性は高く、特に腰の脊柱管狭窄症になると、痛む側の股関節が固まってしまう**傾向があるのです。

腰の状態が悪く、股関節も固まってしまうと、歩行時に痛い側の脚を外から回すような歩き方になります。そして、片側の脚だけ外旋させながら歩き続けていると、姿勢はますます悪くなり、ひざや首まで曲がってきて、これらの関節まで異常が広がっていきやすいのです。

そのため、当院には、次のようなことをおっしゃる患者さんが来院されました。

「病院で脊柱管狭窄症と診断されて、いつも右側の腰が痛みます。しかも、そのうち、右ひざや右肩にまで痛みが出てきたんです。私の体は、右側だけ何かに呪われているのでしょうか」

私は、このようにとらえる方もいらっしゃるのだと驚きましたが、ご本人はいたって真剣でした。もちろん、すぐに私が説明することで安心されましたが、これは単純な笑い話として済ませられることではありません。**体の痛みは、それだけ人を苦しめ、不安にさせる**ものなのです。

このような悪循環を起こさないよう、本書で紹介するストレッチを活用して、柔軟な股関節をキープしていただきたいと思います。

2タイプがミックスした割合にそってストレッチをすると効果倍増

第2章でお話ししたように、たとえ脊柱管狭窄症と診断された方であっても、**ほとんどの人たちは「前かがみで痛むタイプ」「後ろに反ると痛むタイプ」の両方の要素を持っています**。しかも、**それぞれの要素がどの程度の割合であるかは、人によっても、日によっても異なります。**

ですから、**2つの腰痛タイプがミックスしている割合にそって、これまでお勧めしたようなストレッチを行うのは、極めて合理的**なことなのです。腰痛の解消効果が倍増するのも、当たり前のこと。腰の痛みや足のしびれを根本から自分の力で解決するには、いまのところ、これがベストの方法です。

体をひねる動作は〝万能選手〟

また、第1章のストレッチのページでは、「前かがみになると痛むタイプ」と「後ろに反ると痛むタイプ」の両方に、体をひねる動作を勧めています。

この万能な動作の狙いは、**上半身をひねることで痛む側の腰椎を広げ、圧迫から解放してあげる**ことです。

例えば、椎間板ヘルニアで右側がよく痛むという人は、腰椎の右側の前部分が普段から圧迫を受けています。脊柱管狭窄症で右側がよく痛むという人は、腰椎の右側の後ろ部分がいつも圧迫されている可能性大です。

右に上半身をひねれば、腰椎の右側が全体的に広がります。そのため、「前かがみになると痛むタイプ」と「後ろに反ると痛むタイプ」の両方に有効なのです。

筋トレやマッサージよりもはるかに高い効果をもたらす

筋トレを体力維持のための日課にしている人はともかく、腰痛の解消や予防のために筋トレを行っても、効果はほとんどありません。むしろ、**無謀な筋トレがさらなる故障を呼び、症状が悪化する確率のほうが高い**と言えます。

昔よく耳にしたように、腹筋や背筋のトレーニングが腰痛対策になるのなら、スポーツ選手に腰痛が起こるはずがありません。

しかし実際、体を鍛えているアスリートたちが、プロ・アマを問わず、腰痛に悩んでいます。私の治療院にも、プロボクシングの元世界チャンピオン・内藤大助さんをはじめ、多数のスポーツ選手が腰痛治療のためにいらっしゃいました。

腰痛の〝入口〟は、筋・筋膜性腰痛です。これは、脊柱起立筋をはじめとした腰回りの筋肉の蓄積疲労によって起こります。

にもかかわらず、ここで**腹筋や背筋の筋トレを行えば、累積疲労を自ら増やし、状態の悪化を後押しするようなもの**なのです。

また、腹筋・背筋どちらのトレーニングにしても、同じ動作を繰り返します。前かがみになると痛む腰痛の人にとって、腹筋トレーニングは〝得意な動き〟の動作機会を増やすことになるので、椎間板の神経圧迫を助長し、やはり痛みはひどくなります。同様に、後ろに反ると痛む腰痛の人ならば、背筋トレーニングが〝得意な動き〟に相当し、腰椎後方の異常をいっそう促すことにつながるのです。

つまり、**腰痛解消のために筋トレをする必要はない**のです。

一方マッサージは、筋肉レベルの痛みについては、ある程度の効果が期待できます。ただし、**強い力で行うマッサージは厳禁**と覚えておいてください。

なぜなら、炎症を起こして硬直した筋肉を強く押し込むと、その筋肉の状態がさらに悪くなるだけでなく、奥にある関節を間違った方向へ固まらせるおそれがあるからです。

筋肉に対するマッサージの効果は、体をなでるぐらいの力加減でもじゅうぶんに発揮されます。また、時間的にも、少し物足りないと思うぐらいでちょうどいいのです。

私も、ごくまれにマッサージ店に行きますが、必ず「弱めのソフトタッチで10分以内」と決めています。

ひるがえって、**第1章で紹介しているストレッチは、筋肉にフォーカスしたものではは決してなく、腰痛のほんとうの原因となっている関節にアプローチするもの**なのです。

腰痛のタイプ別に、**痛みやしびれを発生させている〝大もと〟の構造を矯正するのですから、筋トレやマッサージよりもはるかに高い効果**がもたらされます。


私の治療院の患者さんの症例では、第1章にある方法を実践すると、その場で痛みが楽になるケースがいくつもあります。

ただし、あえて〝得意ではない動き〟をするため、毎日継続するうえで最初の3日間ぐらいは苦しむ人もいらっしゃいます。しかし、その後、ほぼすべての人が「確かに楽になりました」と報告してくださいます。

ですから、まずは目安として3週間、痛みの解消を目指して続けてみてください。


もし、チェックテストの結果にそって3週間以上続けても、改善の兆しがみられなかったり、以前とは違う種類の痛みが出てきた感覚があったりしたら、逆方向のストレッチの割合を少し多めにするといいでしょう。

その際、冒頭のチェックテストをもう一度やり直してみましょう。症状は常に変化していますから、そのときのあなたの腰痛にピッタリ合った割合で、ストレッチを行って、最小限の努力で最大限の効果を得ていただきたいと思います。

整形外科的な分類と混乱しないこと

この章の最後に、念のためお伝えしておきたいことに触れようと思います。

私はここまで、脊柱管狭窄症のタイプ別分類を、「前かがみになると痛むタイプ」「後ろに反ると痛むタイプ」「ミックスタイプ」の3種類として話を進めてきました。

これは、病院や整形外科の医師が一般に用いる分類とは異なります。少し戸惑う方がいらっしゃるかもしれないので、ここで一度、説明しておきましょう。

整形外科的な分類は、神経が圧迫される部位にしたがって行われています。そして、こちらも3種類の分類がなされています。

1つは、脊髄から左右に枝分かれした神経の根っこの部分＝神経根が圧迫されている「神経根型」。もう1つは、脊髄末端の神経束＝馬尾《ばび》が圧迫されている「馬尾型」。残る1つが、神経根と馬尾の両方が圧迫されている「混合型」です。

私が行っている分類法との違いは、明らかです。

あえて言うならば、私の分類法は実生活により即した表現をしているもの、整形外科的な分類はレントゲンやＭＲＩ検査結果をもとに表現しているものとなるでしょう。

どちらがよい、どちらが悪いということは、まったくありません。混乱を避けていただければいいということです。

第4章

脊柱管狭窄症を見事克服した患者さんの実例集

脊柱管狭窄症が約3カ月で大幅に改善し憧れの豪華客船の旅を実現できた

女性・70代・会社経営

この方は、大学病院で脊柱管狭窄症と診断され、私の治療院に来た段階では、ほとんど歩けない状態でした。100メートルの距離を歩くのに、何回も休むほどの間欠性跛行《かんけつせいはこう》の症状があったのです。

よくよく話を聞いてみると、**若いときにぎっくり腰を繰り返し、椎間板ヘルニアを経て、脊柱管狭窄症に進行したもの**と判断できました。

その時点の腰痛の状態は、「椎間板ヘルニアの割合が4割、脊柱管狭窄症の割合が6割」。排尿のコントロールに問題がなかったこともあり、手術をせずに完治を目指すことにしました。

その後は、週1回の仙腸関節の調整治療を受けていただきつつ、**普段から姿勢を意識する習慣をつけるため、少しずつでいいので歩いてもらう**ことにしました。
最初は痛みに耐えながらウォーキングを続けてくださり、その結果、約1カ月後には腰痛がかなり楽になり、1日に3キロ程度の距離を歩けるように。
そして3カ月後には、仙腸関節の調整を月1回受ければいいほどに状態が回復されていました。

初めて来院されてから約1年が経った現在も、腰の状態はきわめて良好で、痛みはないそうです。おかげで、つい最近には、3カ月間かけて南半球を回る豪華客船の旅に出掛けたとのこと。もともと旅行好きで、この船の旅を目標に努力してきた方なので、喜びもひとしおだったことでしょう。

具体的な目標を持ち、前向きな気持ちで腰痛対策に取り組める人は、脊柱管狭窄症も克服できる——。その代表的な症例です。

手術でも消えなかった痛みがきちんと治り、仕事をスムーズにこなせるように

男性・60代・会社員

「脊柱管狭窄症の手術を受けても、まったく痛みが治まらないし、症状も変わらない」。私の治療院に初めて来たとき、そうおっしゃっていた患者さんです。そこで、手術を受ける前からの症状をうかがうと、そもそも脊柱管狭窄症の症状自体がほとんどなく、椎間板ヘルニアの症状ばかりを話されました。

病院で受けた**MRI検査の画像には、狭窄症とヘルニア両方の特徴が見られたのかもしれません。**しかし、ご本人は、「立っているときよりも座っているときのほうがつらい」など、ヘルニア特有の症状をいくつも自覚されていました。

ですから、もしも手術をするなら、椎間板ヘルニアの手術を受けるべきで、**本来**

は受けなくてもいい脊柱管狭窄症の手術を受けてしまったというケースです。

そこで私は、この方のヘルニアに最も適した治療を行い、第1章にあるストレッチもご自宅で実践するように指導しました。

また、この方はジム通いが趣味で、**腰痛改善にいいと思って真剣に取り組んでおられた腹筋・背筋のトレーニングを、少しお休みしてもらう**ことにしました。ハードな筋トレは、腰痛を悪化させるリスクのほうが高いからです。

その結果、約3カ月でヘルニアの症状は治まり、特に訴えの強かった「座っているときの痛み」も解消されました。毎日の仕事を、以前よりずっとスムーズにこなせるそうです。

これからは、正しい腰痛対策を実践されるはずですから、再発の可能性は低いと信じています。

3カ月で痛みが解消し、性格も表情も一変！放棄していた家事もできるようになった

女性・60代・主婦

「あなたは脊柱管狭窄症だから、安静にしていなさい」

3年前に医師からそう言われたため、心配性で真面目なこの女性は、その言葉どおりの生活をしていました。すべての家事は、旦那さんがやってくれたそうです。

しかし、私が診たところ、「前かがみになると痛むタイプ」の症状のほうが、「体を反ると痛むタイプ」の症状よりも強く現れていました。また、**毎日ほとんど動かないため、夜は眠れなくなり、自律神経のバランスが崩れ、腰の痛みはいっそう悪くなっていました。**

私は、「過度の安静はむしろ腰痛を悪化させかねないこと」「脊柱管狭窄症の症状

よりも椎間板ヘルニアの症状のほうが強く出ていること」を丁寧に説明しました。また、「3年間じっとしていてもよくならなかったのだから、これ以上休んでもたぶん、結果は変わらない」と説得。こうして、さまざまな角度から腰痛を理解していただいてから、治療と日常のセルフケアを開始しました。

以降、もともと真面目な方なので、とても熱心に腰痛を克服しようと努力されました。新幹線を使っての通院、ご自宅でのストレッチやウォーキングなどを継続していると、ほぼ3カ月で痛みは解消。自律神経のバランスを測定できる機器で検査をすると、結果は良好、実際に性格も表情も明るくなりました。

現在、この女性は、とても前向きな気持ちで毎日を楽しんでいらっしゃいます。**旦那さんにすべて任せていた家事も、再び自分ですべてやるようになった**そうです。その家事で、特にキッチン台に立つときには「腰痛になりにくい姿勢」を意識されているそうで、すばらしいと思います。

ぎっくり腰を繰り返した末の脊柱管狭窄症も1カ月で改善に向かい、4カ月後には痛みと決別

男性・40代・会社員

この男性は土木作業員として働いていて、昔からぎっくり腰を繰り返していたものの、たいていは一晩寝ると楽になっていたため、病院に行かずに過ごしていました。しかし、あるとき、「いつもと違う痛みがある」と気づき、来院されました。

腰痛の悪化の段階は、椎間板ヘルニアを通過し、脊柱管狭窄症に移行し始めている状態。週1回の治療を行うとともに、**ストレッチやウォーキングの実践、お風呂の湯に浸かって腰を温める**ことをお勧めしました。

ストレッチやウォーキングについては当初、「普段の仕事ですでに体を動かしているのに、これ以上の運動は必要ない」とおっしゃいました。しかし、まったく別

物であること、つまり、ストレッチやウォーキングは腰痛を根本的に解消する手段になることを丁寧に説明しました。また、ぎっくり腰を繰り返すことは慢性腰痛であり、湿布を貼るよりも、39度の湯舟に10分間しっかり浸かるほうが腰にはいいとお話ししました。そして、これらを実践していただいたのです。

すると、1~2カ月後ぐらいから変化が現れ始めました。

それまでは**「腰全体が痛い」と感じていたのですが、「ほんとうに痛いポイント」が自分でも少しずつわかるように**なっていました。〝腰を覆っていた霧〟が徐々に晴れていったような感じです。本書巻頭のチェックリストで、該当する項目が多い方は、同じような変化をたどる可能性が高いでしょう。

いずれにしても、この男性は、約4カ月で腰の痛みと決別しました。「前かがみになると痛むタイプ」の傾向がもう少し強ければ3カ月、脊柱管狭窄症がもっと重症化していれば半年はかかっていたでしょうが、ご本人は結果に喜ばれています。

〝思い込み〟の脊柱管狭窄症も適切なケアによって2カ月ですっかり良くなった

女性・60代・主婦

この方は、長年抱えてきた腰痛のケアを、地元商店街の治療院に任せきりにしていました。ご自身は、特に病院での診察を受けたわけでもないのに、脊柱管狭窄症になっていると信じて疑わない状態でした。

とはいっても、**治療院で受けていた施術は、せいぜい腰に電気を当てるぐらい。**患者さんがしたいことをさせてあげる治療院のようで、あとは〝腰痛仲間と情報交換〟の名目で、おしゃべりをしていたようです。

中高年が集まるサロンのような場があってもいいのかもしれませんが、治療者側にきちんとした腰痛知識がないといけません。さもないと、いくらそこに通っても、治る腰痛は筋・筋膜性腰痛ぐらいで、それ以上の腰痛はなかなか治りません。

事実、この女性は、特に根拠もなく脊柱管狭窄症という〝自己診断〟を疑わず、そのうえなぜか、「腰の筋肉をほぐす」ことばかりに気を取られていました。

しかし、初めて私の治療院にいらっしゃったときに症状を聞いてみると、脊柱管狭窄症にはまだ至っておらず、筋・筋膜性腰痛から椎間板症に進行したような段階でした。そこで、腰痛のメカニズムを丁寧に説明し、**筋肉よりも、腰椎や仙腸関節などを意識する**ことの必要性を理解していただきました。

こうして、やっと腰痛を本格的に治す体勢に入ってから、治療とストレッチやウォーキングなどのセルフケアを開始。２カ月もすると、腰の痛みはすっかりよくなり、「これまでの時間は何だったんでしょう。自分の腰のほんとうの状態をもっと早く知ればよかった」と口にされています。

私も、この女性のおっしゃるとおりだと思います。

「年を取っているから治らない」は間違い！ 60代でも〝ピンピンの体〟にまで見事回復

女性・60代・主婦

さまざまな病院や整形外科で腰痛を診てもらったあげく、ある病院で脊柱管狭窄症と診断され、「加齢が原因なので、もう治らない」と言われてしまった女性です。非常に落ち込み、「ここでダメならもうあきらめよう」との思いで、私の治療院にいらっしゃいました。

そこで、私はすぐに、「脊柱管狭窄症の原因となる骨の変形は60代なら9割の人にあって当たり前なので、あまり気にしなくていいのですよ」とお伝えしました。

腰痛に関しては、年齢だけを原因にして「治らない」と断言するのは、ありえない話です。確かに女性の場合、閉経などでホルモンバランスが崩れ、骨がもろくなる骨粗鬆症《こつそしょうしょう》のリスクがあるので、加齢の影響は男性よりも多いかもしれません。しかしそれでも、私の治療院を訪れる腰痛患者さんには姿勢の悪い方が圧倒的に多いことからも、**日常の生活スタイルのほうが大きく影響している**と考えます。

ですから、その後、週1回の治療と併行して、姿勢や重心の指導を行い、ストレッチとウォーキングも少しずつ始めてもらいました。

すると、1カ月後ぐらいから痛みが引き始めて、約5カ月後には、ご本人いわく「ピンピンしている」状態まで回復されました。私から見ても、以前の落ち込みぐあいがまるでウソのようでした。

実は、この女性は、経営していた美容院を腰痛のために閉店させていました。美容師や保育士の方々が、腰痛のためにまったく違う職種に転職するケースは多いと聞きます。しかし、きちんとした対策を取れば、この女性のように腰痛は治ります。せっかくの資格を長く生かせるようにしていただきたいと思います。

第5章

腰痛知らずで一生過ごすための日常生活の知恵

痛い関節をかばって「動かない」のは実はマイナスだらけ

腰に痛みがあると、体を動かすのがおっくうになる気持ちはよくわかります。

しかし、ほんとうに痛みを消したければ、**「痛いから動かない」はNG**です。

「でも、動くとダメージが加わるから、あまりよくないのでは？」

そう考える方もいらっしゃるかもしれません。

しかし、その心配は無用です。スポーツ選手でもない限り、**一般人が、動かしすぎて関節にダメージを与えるケースはほとんどありません。**

関節には、確かに「消耗品」ととれる一面があります。プロ野球のピッチャーが肩やひじを痛めやすいのは、これら特定の関節を使いすぎたことが主な原因です。フィギュアスケートの選手は、背中を反らせる動きが多いため、腰や背中を痛めやすいと言えます。

しかし一般的には、これらの**関節を「酷使する」から痛めるのではなく、「動かさずにいる」ためにトラブルを招くケースのほうが圧倒的に多い**のです。

動かさないでいると、可動域が小さくなっている関節がますます固まり、筋肉もやせ細ったり動かなくなったりします。そのため、痛みなどのトラブルが徐々に大きくなり、普通に生活するための活動が難しくなっていきます。

誰も、将来そんな事態に陥りたくはないですよね。

脊柱管狭窄症の患者さんには、間欠性跛行という特有の症状があります。歩き始めて数分もすると、足腰の痛みやしびれで動けなくなり、しばらく休むと再び歩けるようになるというものです。

私は、この**間欠性跛行の症状が出ている人ほど、休み休みでいいので、できるだけ歩いていただきたい**と考えています。

そこで気持ちを強く持ち、少しずつでも腰痛改善の方向に向かうのか。それとも、痛いからといって動かないまま、寝たきりの方向へ進んでしまうのか——。人生の大きな別れ道になるのです。

「痛みの出る寸前の角度」を目安に、できるだけ腰を伸ばして歩く

歩くことは、腰痛ケアには非常に重要なことなので、もう少しお話ししましょう。

以前、ウォーキングブームがあったころ、「健康のために1日40分以上、1万歩

以上歩こう」と盛んに言われていました。しかし、脊柱管狭窄症の方には、前項でお話ししたように間欠性跛行という症状があるのですから、これを実践するのが難しいケースが少なくないはずです。

そこで、**脊柱管狭窄症の人はまず、10分間続けて歩くことを目標に**しましょう。もし、これが無理ならば、3分歩いては休み、また3分歩いては休むということを3〜4回行い、合計で10分間歩けばOKです。

本格的なウォーキングをする必要はありません。買い物で近所のスーパーへ行くときに歩く、ちょっとした用事は歩いて済ます――。この程度でじゅうぶんです。

比較的軽度の脊柱管狭窄症であれば、もう少し長く歩ける人もいらっしゃるかもしれません。しかし、**なにごともやりすぎは禁物で、長くても40〜50分以内に**するようにしてください。

同じく、腰の調子がいい日などに、「今日は1時間歩けそう。それだけ歩けば、明日は歩かなくてもいいだろう」と考えるかもしれませんが、これもお勧めできません。それならば、**10分間を毎日少しずつ積み重ねていくほうが、よほど安全で効果的**です。

そのほか、ぜひ気をつけていただきたいのは、歩くときの姿勢です。

脊柱管狭窄症の方は、体を丸めると楽になります。だからといって、**丸まった姿勢で歩いてしまうのはやめてください**。

そんなことをしてしまえば、第２章と第３章で説明した「前かがみになると痛むタイプ」の腰痛、つまり椎間板ヘルニアなどの症状を、わざわざ強めることになるからです。

ですから、脊柱管狭窄症の人が歩く際は、「これぐらいの腰の角度だと痛みが出る」「これぐらいの角度なら痛まない」という角度（ポイント）をそれぞれ見つけ、

痛みが出る寸前のギリギリの角度に腰を伸ばして歩いていただきたいのです。

そして、その角度に応じた体の重心を、なるべくキープするようにして歩きましょう。

腰椎分離症や腰椎すべり症など、やはり「後ろに反ると痛むタイプ」の腰痛がある方も、これと同じように考えていただいてけっこうです。

一方で、筋・筋膜性腰痛や椎間板症、椎間板ヘルニアなど、前かがみになると痛むタイプの腰痛がある方は、「腰・肩甲骨・後頭部のライン」が一直線になるようにし、頭のてっぺんを上空から引っ張られているようなイメージで歩くのがお勧めです。それでも、つい背中が丸まったり、前傾姿勢になりがちですから、**体の重心を7割ぐらい後方に残すぐらいの意識を持つといい**でしょう。

このように、**いくつかのポイントを意識して歩くことは、腰痛にとって最高のリハビリ効果を発揮**してくれます。

普段立っているときの姿勢は「ちょっと痛いぐらい」の腰の角度で

外を歩くのではなく、屋内で普通に生活しているときも、できるだけ正しい姿勢を意識してください。

脊柱管狭窄症や腰椎分離症、腰椎すべり症の方が普通に立っているときは、**やや反り気味で、「ちょっと痛い」ぐらいの姿勢が理想**です。歩くときの角度より、ほんのわずかだけ後方寄りになった姿勢がいいということになります。

また、筋・筋膜性腰痛や椎間板症、椎間板ヘルニアのある方の場合は、歩くときと同じ姿勢でかまいません。自分が「1本の棒」になった感覚で生活してください。

座るときは背もたれなどに寄り掛からない

座るときに大切なのは、上半身を自分の力で支えること。これは、あらゆるタイプの腰痛の人に共通しています。

イスに座っているときの上半身の理想の姿勢は、前項の立っているときの内容と同じと考えてください。そして下半身は、ひざが90度に曲がる状態にします。ちなみに、ひざを90度にするためには、イスの座面の高さが関係しますから、イス選びもできる限り配慮したいところです。

疲れてきたら背もたれを使ってもかまいませんが、このときも腰のことを考えると、注意したいことがあります。**お尻を背もたれにくっつけるように、深く座って**

ほしいのです。

浅く座ってしまうと、骨盤が傾き、腰は丸まり、首が前方に出てしまいます。結果的に、仙腸関節が固まりやすくなり、椎間板の圧が上がってくるので、腰にいいことはありません。

深く座れば、骨盤が立てられるので腰は反りやすくなり、首も後方に引くことができます。

このように、上半身も90度に曲がった状態になるのがベストです。

ですから、**背もたれのリクライニング機能は使わない**ようにします。もし背もたれを倒すなら、中途半端な角度にするよりも、１８０度の位置まで倒して〝寝た状態〟になるほうがよっぽどましです。

ひじ掛けなどを使って、左右どちらかに寄り掛かるのもいただけません。電車の座席に座るときも、端の席を選ぶと、どうしても横に寄り掛かってしまうので、その他の位置に座るのが腰のためにはいいのです。

少し硬めの敷き布団で仰向け寝を試してみよう

従来、脊柱管狭窄症の方が寝るときは、少し柔らかめの布団を使い、横向きの状態か、ひざを立てた仰向けの体勢を取るのがよいとされてきました。これは、少し体を丸めるようにすることで、痛みが楽になることを重視していたためです。

しかし最近は、いわゆる普通の仰向けが推奨されるようになってきました。

私は、この背景にはおそらく、第２章でお話しした「２つの腰痛のミックスタイプ」の増加があると考えています。

横向きや、ひざを立てた仰向けで毎日寝ていると、痛みやしびれがあまり改善しなかったり、違う種類の痛みが現れたりするという声をよく耳にするようになってきました。これはまさに、「前かがみになると痛むタイプ」の腰痛が前面に出てきた証拠なのです。

これからは、**少し硬めの布団を使い、少なくとも最初のうちは仰向けの体勢で寝てみてください**。そしてできれば、ひざを立てず、枕も使わない睡眠環境を試してみましょう。

このように寝るだけで、脊柱が本来のS字カーブを取り戻す効果があります。いわば、〝ソフトな矯正〟になるのです。本書の冒頭にあるチェックテストで、前かがみになると痛む腰痛タイプⒶの割合が高かった人ほど、チャレンジしていただきたいと思います。

飛んだり跳ねたりする運動はNG

体を動かす運動については、**姿勢よく歩くことが腰痛解消では〝いちばんのクス**

リ〟になります。だからこそ、この章の初めに詳しくご説明したので、114ページの内容を参考にしてください。

逆に、脊柱管狭窄症を含めた**すべての腰痛によくないのが、飛んだり跳ねたりする動作を伴う運動**です。

ジョギングやマラソンは、腰痛の方にとっては、単に「歩くスピードを速めた運動」ではなく、「関節によけいな負荷を増やす運動」でもあります。体重と地面からの反発による強い衝撃を何度も受けるため、メリットを期待するより先に、デメリットのほうが心配です。腰痛があるうちは、やめておいたほうがいいでしょう。

ゴルフやテニスなど、体の片側だけを同じ方向にねじる運動も、避けたほうが無難です。このような動きを何度も繰り返すうちに、腰椎と骨盤のねじれが強くなり、脊柱管も狭くなっていきます。熱心に練習すればするほど、腰への負担が大きく、体の左右のバランスを崩すことにもなるのです。

特に**ゴルフは、中高年以上の年代で愛好家が多いので要注意**です。職業的な理由を除けば、**ゴルフは男性が腰痛になる原因の第1位**と言ってもいいかもしれません。

ただ、ゴルフについては、仕事上の付き合いなどで「今回だけは行かなければ」というシーンもあるでしょう。

そんなときは、コースに出る前後に風呂に入って腰を温めたり、ラウンド中の移動はできるだけ姿勢をよくしたりしていただきたいと思います。

そのほか、水泳や水中ウォーキングは、腰痛を抱えている人に人気があるようですが、私はお勧めできません。

確かに、関節への負荷が少なく、効率的に筋力をつけられるのでしょうが、低い水温で体が冷えてしまう点が問題です。たとえ温水プールでも、水温は33度程度で体温より低いため、体が冷えることは避けられません。

特に、**脊柱管狭窄症は、症状の悪化と血流障害に密接な関係があります**から、やはりメリットよりもデメリットのほうが大きくなってしまうのです。

お風呂やカイロで温めるだけでつらい痛みがスーッと楽になる

すべての腰痛の人はもちろんのこと、特に**脊柱管狭窄症を患っている方にとって、冷えは厳禁**です。冷えれば冷えるほど、関節や筋肉が固くなり、血流も悪くなり、症状の悪化を招いてしまいます。

ですから、冬に限らず、夏場のエアコンや空調機からの冷風にも、じゅうぶんに注意してください。

冷えを防ぎ、体を温めるため、存分に利用していただきたいのがお風呂です。**39度ぐらいの少しぬるめのお湯に、首まで浸かって体を芯から温めてください。**

全身浴はのぼせやすいので、浴槽のお湯に浸かっている時間は10分程度にするのがいいでしょう。

痛みがひどいときは、朝と晩の1日2回入浴してもOKです。実は、脊柱管狭窄症の症状が重いときは、足先や手先の血流障害も多いので、お風呂に入って全身を温めると、かなり楽に感じるはずです。

ただし、入浴中ののぼせと、入浴後の湯冷めには、じゅうぶん注意しましょう。

朝に入浴する時間がない人は、使い捨てカイロなどで体を温めることをお勧めします。その際、**カイロを当てる位置は、痛む側の腰・お尻・ひざの外側の3カ所**を目安にしてください。

カイロの代わりに温湿布を使う手もありますが、こちらは使い始めから約15分ほどで温熱効果がほぼなくなると言われています。これでは、筋肉の奥にある関節のほうまで深く届かないので、あまり効果を期待できません。

杖やシルバーカーはあくまでも補助的に！

杖やシルバーカー（手押し車）などの歩行補助具は、「なるべく普段は使わず、痛みがひどいときに使う」のが基本です。痛みがひどいからといって、家の中でじっとしているよりは、これらを利用して歩くのを選択するほうがずっとましです。

ただし、実際に使うには、それなりの注意が必要です。

まず、杖に関しては、体重をかけて頼るような使い方をしないでください。そうすると、姿勢が悪くなり、肩の炎症にもつながります。あくまでも、「万が一の転倒を予防する補助具」として利用しましょう。

杖の高さは、一般的には股関節と同じ高さが推奨されていますが、私は**股関節よりも少し高めの杖をお勧め**します。なぜなら、ちょっと高めの杖ならば、その杖に体重がかかりづらくなるので、自然と補助的な使い方ができるからです。

シルバーカーについても、杖と同じように考えてください。

そして、杖にしてもシルバーカーにしても、あくまでも**補助的な利用にとどめ、自分の体本来の重心をずらさない**ように注意しながら歩きましょう。

もちろん、痛みがひどい時期を過ぎたら、惰性でダラダラと使い続けず、これらのない状態で歩くようにしてください。

コルセットの意外な活用法とは？

コルセットも、基本的な考え方は「あくまでも補助的な扱い」です。**つらいときにだけ着けて、調子がいいときは外すのが基本**です。着け続けると、精神的に依存しがちなうえ、腰に巻いて圧迫しているので、血流の悪化にもつながりかねないからです。

ただし、腰に負担のかかる作業をする場合には、着けるほうがいいでしょう。

重度の脊柱管狭窄症の方の中には、コルセットを着けないと日常生活がままならないという人もいらっしゃるかもしれません。そのような場合は、もちろん遠慮なく使っていただき、毎日の生活で動くことを優先しましょう。無理に使うことを我慢し、じっとしているより、そのほうが腰痛はいい方向に向かっていきます。

実際にコルセットを着用するときは、**腰だけにコルセットを巻くというより、股関節やお尻の安定感を保つようなイメージで、腰の下のほうに巻きましょう。**

そして、コルセットには、意外な活用法があります。「腰の痛みの正体」を探ったり、「重心の学習」をしたりするうえで役立つのです。

例えば、腰回り全体が痛く感じているときには、コルセットを巻くと全体的な痛みが一瞬楽になり、「ほんとうに痛いところ」がピックアップされるように感じ取れます。また、筋肉の硬直をコルセットがサポートしてくれるので、関節が原因で痛みが起きる腰の角度が見極められます。ですから、普段の暮らしの中で痛みを避けるための姿勢や、重心のかけ方などが学べるのです。

そういえば、昔は「コルセットを使うと筋肉が落ちる」と言われていました。しかし現在、その説は間違っていたという見解が主流になっています。

筋肉のことよりも、関節のことを意識するようにしていきましょう。

「荷物の持ち方」や「脚を組むクセ」を変えてみよう

なお、この章でここまでお話ししてきたことのほかにも、日常生活で腰痛克服に役立つ術がいくつかあります。主なものを、簡単にご紹介します。

●重いものはなるべく持たないようにする

自分で持ったときに「重い」と感じる重量は人それぞれですが、腰痛があるならどんな人でも、30キロ以上のものは持たないようにしてください。腰に過剰な負荷がかかってしまいます。

特に、床にある重いものを持ち上げるときには注意が必要です。誰かにやってもらうようにお願いしたほうがいいでしょう。それができない状況なら、一度しゃがんで荷物と体をできるだけ密着させてから、下半身全体の力でゆっくり持ち上げるようにしましょう。重いものではありませんが、床に落ちているゴミなどを拾い上げるときも、同じようにしゃがみましょう。

●買い物などの荷物は左右均等に持つ

スーパーで一定以上の買い物をしたときは、すべてを1つの袋に詰め込まず、2

つの袋に均等な重さに分けてから、両手で持つようにしましょう。1つの重い袋を片手で持つと、重心が偏り、持ち手のほうの腰に負担がかかってしまいます。

コンビニなどでは、店員さんが袋詰めをしてくれる場合がありますね。2リットル入りのミネラルウォーターなどを含む、〝持つと重そうな量〟の買い物をしたら、2つの袋に分けてもらうようにお願いしましょう。

●炊事・掃除をするときは姿勢に気をつける

台所作業をするときは、とても姿勢が悪くなりがちです。料理をするにしても洗い物をするにしても、前かがみになりがちです。また、頭上や背後にある棚から必要なものを出すときは、体を反りかえしたりひねったり。こうした無理な姿勢を繰り返していると、腰への負担はかなり蓄積されることになります。

キッチン台で作業するときは、両足を左右に開いたり、おなかをくっつけたりして、前かがみにならないようにしましょう。頭上や背後にあるものを取るときは、めんどうでも体の位置と方向を変え、正しい姿勢をできるだけキープするように心がけてください。

掃除をする際も、同じように悪い姿勢になりがちです。掃除機やはたきをかけるときなどに、特に注意しましょう。

●脚を組むならこまめに組み変えること

イスに座るとき、脚を組むクセがある人をよく見かけます。

しかし、**脚を組むという動作は、腰を大きくねじり、その状態で固定するようなもの**です。仙腸関節や腰椎などにかかる負荷は少なくありません。さらに、いつも同じ側の脚を上にして組むクセがあると、これらの関節にもアンバランスなクセをつけることになります。

ですから、脚を組むという動作自体を改めるべきなのですが、「クセなので、なかなか直せない」という方もいらっしゃるでしょう。そんな人は、せめて**意識的に、脚をこまめに組み変える**ようにしてください。

●食べ物はそれほど気にしなくていい

世の健康ブームもあってか、「どんな食べ物をとればいいですか？」と聞かれる機会があります。

ただ、脊柱管狭窄症の方については、問題が関節と骨のレベルになっていて、さらに神経や血流の状態も大いに関係してくるので、「脊柱管狭窄症にはこの食べ物がいい」と言えるものはありません。

それよりも、食事をするときのイスに座った姿勢に、じゅうぶん気を配っていただきたいと思います。

腰痛の第1段階である筋・筋膜性腰痛なら、いわば腰の筋肉痛ですから、**筋肉の疲労回復作用があるお酢を取るようにするといい**でしょう。

第6章

脊柱管狭窄症が治れば、人生が変わる！

肩こり・股関節痛・ひざ痛もよくなる！

人間の体は、全身でつながり合って動いています。

関節も、上から下まで〝歯車〟のように連携して動いています。ですから、腰という1つの歯車がサビつくと、股関節やひざ、首など、他の歯車に相当する関節に不具合が生じてしまいます。

そのため、脊柱管狭窄症に悩む方の大部分は、他の関節にもトラブルを抱えているはずです。肩こり・首痛・股関節痛・ひざ痛・足首の痛みなどなど……。皆さんにも、思い当たるふしがあるでしょう。

しかし、すべての関節が連動しているからこそ、**腰の状態がよくなれば、他の関**

節の調子もよくなります。しかも、腰という関節は、全身の中で〝大きな歯車〟に相当するので、好影響が波及しやすいと言えます。

結果として、前述したような関節の不調が改善に向かうわけです。〝思わぬ副産物〟に恵まれた症例は、枚挙にいとまがありません。

筋肉が正常に働いて「やせ体質」になる

それだけではありません。

関節がなめらかに動くようになると、その周囲にある筋肉の活動も正常化し、血流や代謝までよくなるのです。

仙腸関節を例に解説しましょう。

仙腸関節が固まって機能しなくなると、体の深部にある腸腰筋《ちょうようきん》や梨状筋《りじょうきん》などの筋肉もほとんど動きません。ところが、**本書にあるストレッチなどで仙腸関節がスムーズに動くようになると、普通に歩いたり動いたりするだけで、これらの筋肉が盛んに使われる**ようになります。

ですから、まず体の動かしやすさを実感できるはずです。

さらに、使われていなかったインナーマッスルが活発化することで、**血液やリンパ液の流れを促す「筋肉のポンプ作用」がしっかり働くようになり、血流や代謝がアップ**します。

そのため、**脂肪の燃焼効率がよくなって、いわゆる「やせ体質」**になるのです。

しかも、これまで腰痛持ちだった方の痛みが軽減されれば、〝動かない生活〟から〝動く生活〟に自然とシフトしていく場合がほとんどです。

そのため、かなりの肥満解消効果を期待できるのです。

冷え性・むくみ・生理痛なども解消する

このように、仙腸関節は血流・代謝と関係しているのですが、この関節が骨盤にあることから、機能を正常化させると、とりわけ**下半身の血流や代謝の改善**を促します。また、血流がよくなるのですから、体の内部の温度も上昇していきます。

そのため、**冷え性・むくみ・便秘・食欲不振・生理痛・生理不順などの悩みも解消に向かう**のです。

「えっ⁉ そんなことにまで影響しているの？」と思われるかもしれません。

ならば、ちょっと思い出してみてください。

これらの不調が現れ始めた時期は、腰の状態が気になりだした時期と重なっていませんか？ すでにお話ししたように、**腰の老化は20代後半から始まっています。**

ですから、冷え性・むくみなどの〝プチ不調〟は、腰とまんざら無関係ではないと納得できるのではないでしょうか。

事実、私の治療院の患者さんでは、仙腸関節を正常に働かせて腰痛を治すと同時に、**冷え性と便秘が解消し、自然と5キロのダイエットに成功した**40代女性がいらっしゃいました。

また、別の30代の女性は、同じく腰痛を克服した後、以前から悩んでいた**不妊症が改善し、めでたく子宝に恵まれました。**

自律神経のバランスが整い気分が明るくなる

痛いからといって**安静にしすぎると、腰の状態がいっそうひどくなる悪循環**に陥るケースがよくみられます。

横になって静かにしていると、どうしても痛みに意識が集中します。また、体を動かさないで肉体疲労がほとんどないと、寝つきも悪くなっていきます。その結果、自律神経のバランスが崩れ、自律神経失調症のような状態になってしまいます。頭痛やイライラ、抑うつなどの症状が現れることも珍しくありません。しかも、交感神経の活動だけが活発化するため、血管が収縮し、患部に血液が回らなくなって症状の悪化につながるのです。

このように、実は心と腰もつながっています。**精神状態と腰の状態にも、確かに関係がある**のです。

腰の調子が悪ければ、誰でも気分がすぐれないものです。さらに医師から、「あなたの腰痛が治る確率は低い」などと言われれば、たまったものではありません。

私の治療院には、病院の検査結果を受けて「もう治らないんだ」と落ち込み、うつ状態に一歩足を踏み入れたような方も来院されます。しかし、私はその思い込みは間違っているとお話しし、治療に取り組んで改善に導いてきました。

腰の痛みが引いてくると、当然ながら以前より動けるようになります。おかげで、落ち込んでいた気分が明るくなるなど、精神状態がよくなります。自律神経のバランスも整ってくるはずです。

そして、**このように精神状態がよくなると、その後の治療効果が高まる**ことは、私の経験から確かに言えることなのです。

手強い相手を倒すコツは「頑張りすぎないこと」

腰痛を治すには、治療やセルフケアにきちんと取り組むことが必要です。それらが症状に合った適切なものならば、治りが早くなるのも事実です。

ただし、頑張りすぎてしまうのは、あまりよくありません。

この本で紹介しているセルフケア法も、**頑張りすぎて過剰に行ってしまうと、かえって悪影響が出る**こともあります。ですから、各ストレッチの項目にあるやり方・回数・限度などを守っていただきたいと思います。

また、私の経験から言うと、痛みを治したいという思いが強い人や、性格が真面目な人ほど、「早く治さなければ」と考えがちです。

先に、自律神経と腰痛の関係について述べましたが、このようにずっと考えていることも、交感神経優位につながります。イライラやストレスがたまりがちになり、血流の悪化や筋肉の緊張をもたらしてしまうのです。

せっかくすばらしいことをしているのに、これは非常にもったいないことです。

肩ひじを張って頑張るというよりも、**少し肩の力を抜くぐらいの気持ちで、治療やセルフケアに取り組んでいただきたい**と思います。

脊柱管狭窄症は、腰痛という〝敵〟の中でも、かなり手強い相手です。そんな強敵を倒すには、正面からまともにぶつかったら苦労するかもしれません。そこで、柔道の精神「柔よく剛を制す」のイメージで対応するのがいいわけです。

私の治療院での症例をみても、そのほうが最終的にはいい結果に結びつくと実感しています。

腰痛の〝プロフィール〟は今から書き換えられる

いま、この本を読んでくださっている方のほとんどは、脊柱管狭窄症をはじめ、なんらかの腰痛を抱えているはずです。

そして現在、腰痛があるということは、過去にその腰痛の原因があります。

例えば、幼い頃からクラシックバレエを続けていたり、司会業に長年携わっていたりすると、体を反り返す〝よすぎる姿勢〟が腰に負担をかけ、脊柱管狭窄症になりやすくなります。

学生時代は机にかじりつくような姿勢で勉強し、社会人になってからは終日パソコンとにらめっこという場合は、椎間板ヘルニアになりやすくなります。

このように、**現在の腰の痛みぐあいには、これまでの生き方が反映されています。**

腰に負担のかかる生活習慣や姿勢、動くときのクセ、仕事・勉強・スポーツをするときの環境などが、腰痛の〝プロフィール〟の中に必ずあるのです。

しかし、その腰痛のプロフィールは、書き換えることができます。

とはいえ、なにもせずに、プロフィールを書き換えることはできません。

仮に、高校を出てすぐに就職した人が、「大学卒業の最終学歴がほしい」となったら、新規に予備校に通うなどして大学受験の勉強を始めなければなりません。同じように、腰痛のないプロフィールを作るには、これまでにしてきた腰痛対策とは違う、新しいケア法を始める必要があります。それこそが、本書の画期的なメソッドです。

よく、現在の見た目からは想像できない、過去の経歴を持っている人がいます。メガネをかけて文化系の容貌なのに、昔の話を聞いてみると、「学生時代はスポーツに熱中していた」などという人は、あなたの周りにもけっこういるのではないでしょうか。

あなたも、「君がひどい腰痛持ちだったなんて信じられない」と言われるぐらいに、腰痛のプロフィールを書き換えてみてはいかがでしょうか。

腰を意識した生活で寝たきりの危険から脱出！

皆さんは、「ロコモティブ・シンドローム」をご存じでしょうか。

「ロコモティブ」とは、英語で「運動の」という意味で、関節・骨・筋肉などの運動器を表す言葉です。ですから、ロコモティブ・シンドロームを直訳すれば、「運動器症候群」となり、関節や骨、筋肉などの機能低下によって、寝たきりになったり、介護が必要になったりする危険度が高い状態のことを指します。

最近は、略して「ロコモ」と呼ばれ、新聞やテレビのニュースでよく扱われることもあり、おおよその見当はつく人が多いでしょう。

しかし現代において、ロコモは「なんとなく内容を知っていればいい」というものではなくなっています。

日本では、このロコモに該当する人が、なんと４７００万人もいると推測されています。しかも、40歳以上に限れば、**５人に４人は「ロコモ、および予備群」**とされているのです。中高年にとって、もはや他人事では済まされない話なのです。

ロコモに陥ると、生活の質は大きく低下してしまいます。腰をはじめ、さまざまな関節にトラブルがあり、それらの症状がどんどん悪化してしまえば、普通にできたはずの家事などがままならなくなり、最終的には歩くことすら苦痛に感じるからです。

このように、自立した生活がきわめて困難になると、家族や知人、またはヘルパーさんの手を借りる必要が出てくるでしょう。こうなると、問題の影響は自分だけでなく、周囲にも及ぶことになります。

何度も繰り返すようですが、脊柱管狭窄症は腰痛の最終段階です。今の状態を放置していれば、ロコモになる確率は高まるでしょう。

しかし、安心してください。この本を手にしたあなたなら、いまここでブレーキをかけることができます。**腰の状態をじゅうぶん意識し、適切なセルフケアなどをすることによって、寝たきりに向かう歩みを止められます。**

それはつまり、自分の力で人生を変えることにほかならないのです。

腰の痛みが治ったら あなたは何をしたいですか？

第2章で、腰痛には「物語」があるとお話ししました。それは、「過去の物語」を意味しています。

過去にさまざまな原因があるからこそ、現在の自分の腰痛が作られた。しかし、

〝プロフィール〟を書き換えて、痛みの解消に成功した――。このように、昔といまの物語もつながっています。

では、これから先の「未来の物語」はどうなるでしょう。

今度は現在の自分と、将来の自分を結びつけた物語を考えていただきたいのです。

このまま痛みのない関節の状態を維持し、明るい人生の物語にしたいですか？

それとも、腰の痛みを再発させて、もう一度悩みの日々が続く物語を望みますか？

答えは、聞くまでもないでしょう。

私が患者さんの問診をするときには、話の最後に必ずうかがうことがあります。

それは、「治ったら、何をしたいですか？」ということです。

これは要するに、未来の物語を想像していただいているのです。シンプルに言うなら、「目標を持つ」ということです。

皆さんも、**未来の物語＝目標を、ぜひ考えてみてください。**

それは、大げさなことでなくてもかまいません。「海外旅行にもう一度行きたい」「ゴルフで腰を気にせず思い切りショットを打ちたい」「小さな孫をちゃんと抱いてみたい」「靴下を痛みなくはけるようになりたい」など、〝小さな目標〟でもいいのです。

こうした目標を持ち続ければ、それがモチベーションになり、関節への意識やセルフケアを継続できるはずです。そしてきっと、明るい人生の物語を実現できるでしょう。

第7章

正しく知って、痛みを撃退！腰痛対策Q＆A

Q 脊柱管狭窄症の手術を病院から勧められましたが、決心がつきません。どうしたらいいでしょうか？

A 手術するかどうか決める前に、3カ月から半年ほど「腰痛解消ストレッチ」を行って様子を見ることをお勧めします

脊柱管狭窄症によって圧迫されている神経の中でも、脊髄という束状の神経組織の中央部分には、排尿のコントロールをつかさどる神経があります。そのため、脊柱管狭窄症で**排尿障害があれば、かなり重度である可能性が高く、手術を検討する必要があります。**

ただし、特に男性の場合、脊柱管狭窄症で排尿障害があっても、前立腺の問題から障害が起きている可能性がありますから、その点は診てもらうほうがいいと思われます。

そこまで状態が悪くないケースなら、手術にすぐ頼り切る必要はないと思います。

実情として、脊柱管狭窄症の手術を受けても、痛みやしびれが改善されない例はあります。手術の主流は、神経を圧迫している腰椎の一部を削り取る方法ですが、神経にダメージが残っていると、痛みやしびれが改善されないことがあるのです。

また、手術直後に痛みが一度治まっても、悪い姿勢などの生活習慣を改めなければ、おそらく痛みは再発するでしょう。

私の知っている整形外科医も、「手術をしなくて済むなら、そのほうがいい」と言っています。

そこで、重度の脊柱管狭窄症でない場合は、セルフケアを一定期間続けてみることをお勧めします。第1章にあるテストとストレッチで、自分の腰の「ほんとうの状態」をチェックし、最適なセルフケアを3カ月〜半年程度続けましょう。

それでも改善の兆しがない場合には、手術を検討してもいいと思います。

こうした順を踏めば、「決心がつかない」という現在の心理状態も変わり、「これで手術を受けるんだ」と踏ん切れるはずです。

Q 「腰痛解消ストレッチ」には、1つの腰痛タイプにつき、3種類もストレッチがありますよね。その3種類すべてを行わないとダメですか？

A **忙しいときは1種類だけでもかまいません。実行することが重要です**

本来は、基本のストレッチに加えて、腰痛タイプⒶ・腰痛タイプⒷのそれぞれに3種類あるストレッチを、ひととおり行っていただきたいところです。

しかし、厳格な決まりがあるわけではありません。「忙しくてそんなに時間がない」「3種類を一気にやると疲れてしまう」という方は、1種類を行うだけでもOKです。**なにもしないよりは、1種類のストレッチでもとにかく始めていただきたいと思います。**

ちなみに、その際、3種類の中からどのストレッチを選ぶかについては、ご自身で判断してください。「他のストレッチをしたときよりも、**このストレッチをした後のほうが、だいぶ腰が楽になった」と感じられるものを選ぶ**といいでしょう。

もし、楽になったという感覚が得られるものがない場合は、逆に**「これはやりづらい」と感じるストレッチを選ぶ**といいでしょう。やりづらいのは、体にとって〝得意ではない動き〟をしようとしているからで、そこにある関節が固まっている可能性が高いからです。

Q **親が脊柱管狭窄症と診断されました。私もときどき腰が痛むので、将来が不安です。脊柱管狭窄症は遺伝しますか？**

A **可能性はありますが、いまは「腰痛になりづらい環境」を整えてください**

私は、腰痛とは基本的に生活習慣病だと考えています。ですから、結論を先に言うと、**「遺伝的要因」は多少あるものの、「環境的要因」のほうを重視**していただき、腰痛を解消・予防する生活習慣を身につけていただきたいと思います。

脊柱管狭窄症は、筋・筋膜性腰痛（腰の筋肉痛）や椎間板ヘルニアなどを経た後に発症するケースがほとんどです。この椎間板ヘルニアは、椎間板という軟骨の変性が原因となるのですが、軟骨の変性に関わる遺伝子はいくつか発見されています。体格なども親から遺伝しやすい面があります。ですから、おそらく遺伝的要因はありそうです。

脊柱管狭窄症が、椎間板ヘルニアの進行後に起こりやすいことを考えると、こちらにも遺伝的要因は確かに関係してくるかもしれません。

しかし、椎間板ヘルニアを患った方の子ども全員が、必ず椎間板ヘルニアになるわけではありません。また、親が脊柱管狭窄症になっていない人でも、実際に脊柱管狭窄症になっている人は多数いらっしゃいます。

となると、遺伝的要因を心配されるお気持ちはよくわかりますが、**現実には環境的要因を重視して、早めに腰痛対策を行われるのがいい**と思います。

つまり、腰痛の解消や予防に役立つ生活習慣を身につけるということです。その第一歩として、日常的に「腰痛になりにくい姿勢」を心がけてください。

現代の日本人は、前かがみの姿勢・前傾姿勢になりやすいので、「前かがみになると痛いタイプ」の腰痛の方と同じ姿勢が理想になります（詳細は118ページ）。ちなみに、**普段から前かがみで、体を丸めるような姿勢をとっている人は、腰痛だけでなく、逆流性食道炎や喘息、自律神経失調症にもなりやすい**と言われています。姿勢を正すと、これらの病気の予防にもつながりそうです。

Q **腰痛改善のために、歩くときのポイントを教えてください**

A **「継続」と「姿勢」が重要！ 「歩幅」は気にしなくてOK**

腰痛のタイプによって少し異なる点はありますが、「継続」と「姿勢」は、腰痛のタイプを問わず大切なポイントです（詳細は114ページ）。

ちなみに、「歩幅」を気にする必要はありません。

ダイエットのためのウォーキングとなると、カロリー消費量が関係してくるので、大きめの歩幅がいいとされるのは納得できます。

しかし、腰痛の改善が目的の場合、カロリー消費量は重要なことではありません。それどころか、**歩幅を大きくすると、腰痛にはかえってマイナス**なのです。なぜなら、重心が前にいきすぎたり、スピードアップしたくなったりして、腰によくない前傾姿勢になってしまうからです。

Q 脊柱管狭窄症と椎間板ヘルニアが同時によくなることはありますか?

A じゅうぶんにありえることで、実際に症例もあります

そもそも椎間板ヘルニアとは、仙腸関節が機能せず、腰椎の特に前方(おなか側)に大きな負荷がかかった結果、椎間板内部の髄核が後方(背中側)に押し出された状態です。

しかし、本書の「腰痛解消ストレッチ」を行い、仙腸関節を正常に機能させると、それまで腰椎ばかりにかかっていた負荷の多くを、仙腸関節がカバーするようになります。つまり、腰椎にかかる負荷は、大幅に軽減されます。

さらに、かなり前方に偏っていたはずの重心も引き戻されますから、**はみ出ていたヘルニア部分が、自然と元の位置に戻っていく**のです。

ですから当然、ヘルニア部分が脊髄の神経から離れ、ヘルニアによる痛みは解消されます。しかも、脊髄の神経は腰椎の後方にありますから、同じく腰椎後方にある脊柱管の状態にも好影響を与えます。

どういうことかというと、**脊柱管のスペースが維持、または拡大されるので、脊柱管狭窄症による症状を抑える点でも効を奏する**のです。

実際に、私の治療院の患者さんには、このような流れで腰痛を克服した方が何人もいらっしゃいます。皆さんも、脊柱管狭窄症と椎間板ヘルニアの両方の症状があるからといって、あきらめる必要はまったくないのです。

Q **数年前に、脊柱管狭窄症の手術をしました。幸いなことに、いまは軽い腰痛がある程度です。予防のために「腰痛解消ストレッチ」をしてもいいでしょうか？**

A **まったく問題ありません。ぜひ行ってください**

脊柱管狭窄症の手術の方法には、「除圧術」と「固定術」があります。簡単に説明すると、除圧術とは、神経を圧迫している腰椎の一部を削る方法です。固定術とは、腰椎を金属で留めて、動きを固定する方法です。

いずれの手術を受けた方でも、「腰痛解消ストレッチ」の動作はできますし、実践し続けて問題が起こった例は1つもありません。

このストレッチは、腰痛がない人でも行えるものですし、むしろ予防のために行っていただきたいものです。術後の方も、再発防止のために試してみてください。

Q 「腰痛解消ストレッチ」で最大の効果を得るには、どうしたらいいですか?

A 「入浴→ストレッチ→歩く」を実践することです

入浴して体を温めてからストレッチをすると、固まった腰の関節や筋肉が緩みやすくなるのでお勧めです。血液・リンパ液の流れもいっそうよくなるため、腰痛の解消に大いに有効と言えるでしょう。

さらに、ストレッチの後、歩くことができれば理想的です(歩き方のポイントは114ページ参照)。関節と筋肉を緩めた状態で歩くと、運動効果が高まるだけでなく、自分に適した「正しい姿勢の取り方」や「正しい重心のかけ方」もわかりやすくなるからです。

ただし、あくまでも理想なので、無理はしないでください。そもそもストレッチだけでも、じゅうぶんに効果のあるものなのですから。

Q 「腰痛解消ストレッチ」をしているときに、「パキッ」「ミシミシ」と音がしました。このまま続けても平気ですか?

A **心配はいりません。関節が矯正されている証拠です**

「腰痛解消ストレッチ」には、これまで続けてきた「楽チンな悪い姿勢」を矯正する作用があります。そのために、〝得意な動き〟とは反対方向の動きをするようになっているのです。

そのため、確かに人によっては、関節からそのような音がすることはあります。しかし、自然に音がしているぶんには、心配無用です。**それは、関節を矯正していることを証明しているようなもの**と考えていいでしょう。

もちろん、音と同時に強い痛みを感じるようになったといったような場合には、医師の診断を仰いでください。

Q 腰の痛みがなくなってからも、ストレッチを続けなければいけませんか？

A 1日1回でいいので、しばらく継続することをお勧めします

腰痛には、体の動かし方のクセが大いに関係しています。特に、前傾姿勢になりやすいクセは、腰痛発症の主な原因になるものです。ですから、たとえ痛みがなくなっても、日常動作のクセが直っていなければ再発する可能性があります。

そこで、ひとまず**腰の痛みが解消されても、1日1回でいいので、しばらくはストレッチを続ける**ことをお勧めします。それが、再発防止に役立ち、姿勢を見直す機会にもなるのです。

また、腰のトラブルによって現れる症状は、痛みだけではありません。症状が腰だけに出るわけでもありません。足先や手先に、しびれが出ることも多々あります。しかも、足先や手先のしびれは、現れるときも治まるときも、腰の痛みより遅くな

るという特徴があります。
その意味でも、しばらくはストレッチを継続することをお勧めします。

Q **「腰痛解消ストレッチ」をうまく続けていけるコツはありませんか？**

A **将来の目標を持ち、「腰痛解消ダイアリー」を活用してみてください**

ストレッチを継続して行うコツは、149ページでお話ししたように、**「治ったときにしたいこと」という目標を持つこと**です。「いまはまだできないけど、痛みが消えたら楽しいことができる」と考えれば、継続を後押ししてくれるでしょう。
また、「腰痛解消ダイアリー」（168〜171ページ）を利用する手もあります。これは、本書の出版にあたって考案したものです。当てはまる欄にチェックを入れて、ちょっとしたメモを書き留めるだけでいいので、非常に簡単で、どなたにも続けやすいと思います。基本的な使い方は、以下の通りです。

❶最初に腰痛セルフチェックの結果を記入した後、自分の腰痛タイプに適した「ストレッチ」の中で、その日に実践したストレッチの欄にチェックを入れる

❷同じ日の中で、腰痛解消に役立つ生活の工夫をしたならば、実践した行動の欄にチェックを入れる

❸①と②の結果、自分の腰の痛みがどのような状態になっているのかをメモし、当てはまる痛みのレベルに◯をつける

こうした手順で腰痛解消ダイアリーを毎日つけていくと、ストレッチや生活スタイルの工夫が「いかに腰痛に影響を与えているか」がわかり、腰の痛みが日々改善していく喜びも得られるはずです。

また、たとえ調子が悪くなったとしても、以前の記録内容を見返せば、回復させるための〝作戦変更〟に役立てることもできます。

以降のページでは、1カ月間＝31日ぶんの腰痛解消ダイアリーを用意してありますが、念のため多めにコピーを取ってから、記入し始めるといいでしょう。

今月の目標

生活の記録			痛みの記録		
			痛みの種類		痛みのレベル
10分間続けて歩いた	正しい姿勢を意識した	入浴などで体を温めた	具体的にどこが痛むのか	どんな体勢、どんなタイミングで痛むのか	痛みなし / わずかに痛い / はっきり痛い / 痛くてつらい / 痛くて耐えられない
✓		✓	腰の右下	車の運転時	

腰痛解消ダイアリー

コピーして、上下に貼り付けてご使用ください

月

	腰痛セルフチェック（P20、21）の結果		ストレッチの記録								
			基本		A			B			特効
	A（個）	B（個）	仙腸関節ストレッチ（P30、31）	体ひねりストレッチ（P32、33）	胸腰椎ストレッチ（P34、35）	肩甲骨ストレッチ（P36、37）	おっとせい体操（P38、39）	仙腸関節プッシュ（P40、41）	ねこ体操（P42、43）	股関節ストレッチ（P44、45）	テニスボール療法（P46、47）
例	7	3	✓	✓	✓	✓	✓	✓		✓	
1											
2											
3											
4											
5											
6											
7											
8											
9											
10											

11												
12												
13												
14												
15												
16												
17												
18												
19												
20												
21												
22												
23												
24												
25												
26												
27												
28												
29												
30												
31												

おわりに

脊柱管狭窄症は、脊柱管の中を通っている神経が圧迫され、痛みやしびれが現れる病気です。そして、その神経を圧迫している〝主役〟がなにかというと、変形したトゲ状の骨（骨棘《こつきょく》）や軟骨（椎間板）などです。

さらに話を突き詰めて、なぜ骨が変形してしまうのかとなると、一般的には2つの理由が考えられてきました。

1つは、**前かがみの姿勢など、腰椎に負荷をかけ続ける生活習慣。**

もう1つは、**加齢による生理現象としての変化（老化）**です。

ただ、**骨の変形は、20代で3割、40代で6割、60代では9割もの人に現れる現象**

という報告もあります。とはいえ、60代の9割の人が脊柱管狭窄症になっているかというと、そんなわけはありません。椎間板ヘルニアなど、すべての腰痛で考えても、ありえない話です。

ということは、**骨に変形が起きるのは、肌にシワができるようなもの。**ないに越したことはありませんが、高齢になれば誰にでも起こる現象ですから、それほど気にする必要はないのです。

関節で言えば、たとえ骨の変形が起こったとしても、**正常な可動域をキープし、痛みを発症させなければ、大きな問題ととらえなくていい**と思います。

やはり**重要なのは、❶「腰に悪い生活習慣」の改善と、❷正常可動域の維持・回復**に尽きるのです。

また、ある病院では椎間板ヘルニアと診断され、別のある病院では脊柱管狭窄症と診断されるという経験をして、迷っている腰痛患者さんが多いと聞きます。違う病名の診断が下されたのは、実際に両方の症状と画像的特徴があったからだと思われますが、重視すべきは前述した2つのことですから、もう迷う必要はないのです。

これからの日本人は、「健康寿命」を長くするための取り組みをすべきです。

健康寿命とは、「日常的に介護を必要とせず、自立した生活ができる生存期間」を指します。そして今のところ、この健康寿命が終わってから平均寿命に到達するまでに、約10年もの時間があることが国の統計で明らかになっています。

私は、**健康寿命を延ばし、〝不透明な10年間〟を少しでも短い期間にするためにも、腰などの関節のケアが欠かせない**と考えています。その意味でも今回、画期的なアプローチをお伝えできたと自負しています。

皆さんの幸せな毎日のために、本書を存分に活用していただければ幸いです。

さかいクリニックグループ代表　酒井慎太郎

［ 著者紹介 ］

酒井慎太郎（さかい しんたろう）

さかいクリニックグループ代表。千葉ロッテマリーンズオフィシャルメディカルアドバイザー。中央医療学園 特別講師。柔道整復師。整形外科や腰痛専門病院などのスタッフとしての経験を生かし、腰痛やスポーツ障害の疾患を得意とする。解剖実習をもとに考案した「関節包内矯正」を中心に、難治の腰痛や膝痛の施術を行っており、プロスポーツ選手や俳優など多くの著名人の治療も手掛けている。TBSラジオ「大沢悠里のゆうゆうワイド 土曜版」でレギュラーを担当し、テレビ番組では「神の手を持つ治療家」「腰痛治療のスペシャリスト」として紹介されるなど、マスコミ出演も多数。

さかいクリニックグループ

〒114-0002　東京都北区王子5-2-2-116

☎03-3912-5411

検査を含め無料問診実施中

［ STAFF ］

デザイン	轡田昭彦＋坪井朋子
撮影	山上 忠
DTP	八重洲PRセンター
モデル	二宮なゆみ（スペースクラフト）
ヘアメイク	大原佐智（ブークレット）
編集協力	松尾佳昌、出雲安見子

脊柱管狭窄症《せきちゅうかんきょうさくしょう》は自分で治せる！

2016年３月８日　第１刷発行
2018年12月12日　第22刷発行

著者　酒井慎太郎
発行人　鈴木昌子
編集人　長崎　有
編集長　小松一彦
発行所　株式会社 学研プラス
〒141-8415　東京都品川区西五反田2-11-8
印刷所　中央精版印刷株式会社

この本に関する各種のお問い合わせ先
・本の内容については　TEL 03-6431-1223（編集部直通）
・在庫については　TEL 03-6431-1250（販売部直通）
・不良品（落丁・乱丁）については　TEL0570-000577
　学研業務センター　〒354-0045　埼玉県入間郡三芳町上富279-1
・上記以外のお問い合わせは　TEL 03-6431-1002（学研お客様センター）

© Shintaro Sakai/Gakken Printed in Japan
本書の無断転載、複製、複写（コピー）、翻訳を禁じます。

本書を代行業者等の第三者に依頼してスキャンやデジタル化することは、たとえ個人や家庭内の利用であっても、著作権法上、認められておりません。

学研の書籍・雑誌についての新刊情報・詳細情報は、下記をご覧ください。

学研出版サイト　http://hon.gakken.jp/